向红丁糖尿病饮食

向红丁 主编
北京协和医院糖尿病中心前主任、主任医师

张晔 副主编
解放军总医院第八医学中心营养科前主任

中国轻工业出版社

图书在版编目（CIP）数据

向红丁糖尿病饮食：大字版 / 向红丁主编. —北京：中国轻工业出版社，2022.5
ISBN 978-7-5184-3799-3

Ⅰ.①向… Ⅱ.①向… Ⅲ.①糖尿病—食物疗法 Ⅳ.①R247.1

中国版本图书馆CIP数据核字（2021）第269429号

责任编辑：程　莹
策划编辑：翟　燕　付　佳　　责任终审：张乃柬　　封面设计：伍毓泉
版式设计：悦然生活　　　　　责任校对：朱燕春　　责任监印：张京华

出版发行：中国轻工业出版社（北京东长安街6号，邮编：100740）
印　　刷：北京博海升彩色印刷有限公司
经　　销：各地新华书店
版　　次：2022年5月第1版第1次印刷
开　　本：710×1000　1/16　印张：15
字　　数：220千字
书　　号：ISBN 978-7-5184-3799-3　定价：49.80元
邮购电话：010-65241695
发行电话：010-85119835　传真：85113293
网　　址：http://www.chlip.com.cn
Email：club@chlip.com.cn
如发现图书残缺请与我社邮购联系调换
211314S2X101ZBW

PREFACE 前言

随着人们生活方式和饮食结构的改变，糖尿病的发病率逐年升高，且有年轻化的趋势。得了糖尿病以后，很多患者觉得饮食受到了极大的限制，这也不能吃，那也不能吃，感觉生活了无意趣。针对这种情况，我们特别编撰了这本书。

全书共分为六部分。开篇首先介绍了糖尿病的相关基础知识，如糖尿病对身体有哪些危害、如何正确自测血糖、如何安排一日三餐等，让你更有针对性地来调理糖尿病。Part 1，深度解析了 9 种推荐补充的营养素及 2 种不推荐过多食用的成分。Part 2，从控糖原理、营养巧搭配、控糖烹饪等方面介绍了 63 种有益控糖的常见食物，让你在享受美味的同时还能保持血糖平稳。Part 3，介绍了 7 种有益平稳血糖的中药。Part 4，介绍了 5 种发病率高的糖尿病并发症，为你提供了详细的饮食搭配，帮助你有效预防和控制并发症。Part 5，介绍了食物烹调加工、饮食习惯、一日三餐等，了解这些细节帮你在保持血糖平稳的同时能吃得更美味。Part 6，推荐了不同总热量的一周食谱，让你可以根据自身状况，选择适合自己的食谱，简单、方便、易操作，更有针对性。

希望本书让你在控血糖的同时，快乐地享受生活。

目录 CONTENTS

糖尿病健康知识微课堂

PART 1 营养素推荐 清楚补什么、怎么补

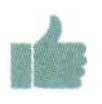

PART 2 日常饮食推荐 兼顾控糖和美味

谷豆类

蔬菜类

PART 3 药食两用食材推荐
稳定血糖，防并发症

PART 4 糖尿病并发症饮食推荐
控制延缓并发症进程

PART 5 紧扣饮食细节 逆转血糖上升

PART 6 私人订制一周带量食谱

糖尿病
健康知识
微课堂

你与糖尿病的距离有多远

情况表现	评分	
	是	不是
嗓子发干，饮水多而口干，小便增多	1分	0分
身体肥胖，餐后3～4小时就感到饥饿、心慌、手抖、乏力	2分	0分
皮肤患疖肿、化脓性感染持久不愈，局部药物治疗效果不佳	1分	0分
全身性皮肤发痒，尤其是女性阴部瘙痒难忍	1分	0分
原患的肺结核突然恶化，用药效果不明显	1分	0分
肩部、手足麻木，下肢血栓闭塞性脉管炎，足部溃疡、感染和组织坏死	1分	0分
年纪尚轻已有白内障，视力迅速减退	1分	0分
尿中有蛋白，身体水肿，甚至出现尿毒症	1分	0分
父母或兄弟姐妹中有糖尿病患者	1分	0分
常有饥饿感	1分	0分
易疲倦	1分	0分

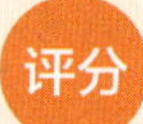

≥10分： 患糖尿病的可能性极大，应马上到医院进行检查。

7～9分： 可能属于轻度糖尿病，应到医院进行检查，并注意节制饮食，改善生活方式。

≤6分： 存在患糖尿病的可能性，但可能性不大，要注意平衡膳食，调整生活方式，定期体检。

糖尿病有哪些危害

脑血管系统病变

包括脑动脉硬化、脑出血、脑卒中等。

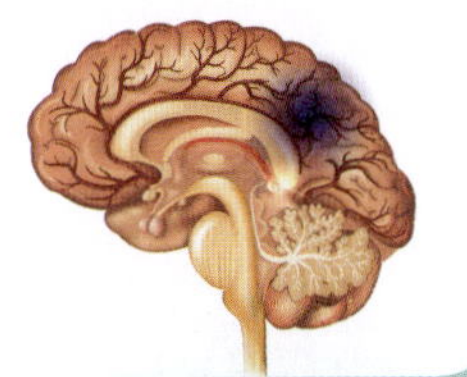

眼部病变

双眼视力下降，严重时可致失明。

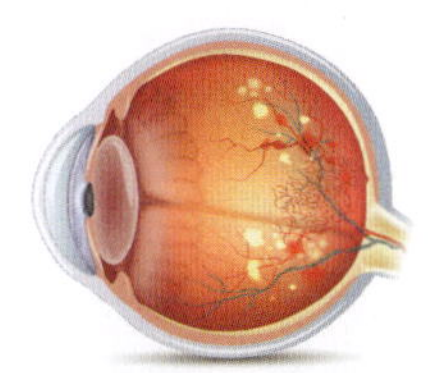

心血管系统病变

如高血压、冠心病等。

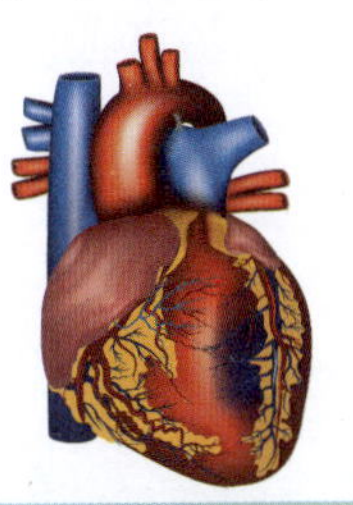

神经系统病变

包括感觉障碍、运动障碍、自主神经病变、精神障碍等。

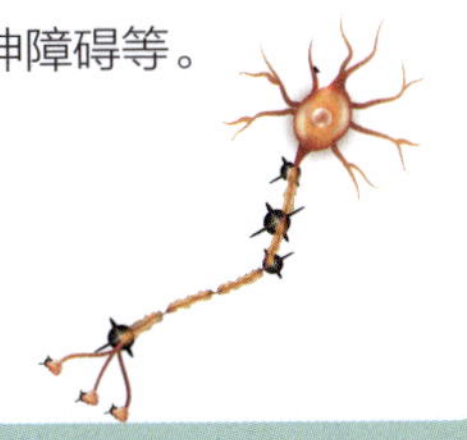

肾脏病变

糖尿病肾脏病变，是造成肾衰竭的主要原因。

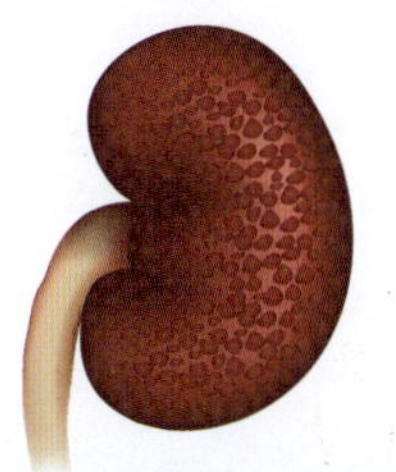

外周血管系统病变

表现为下肢血管病变，出现四肢发冷、行走时四肢胀痛的现象。

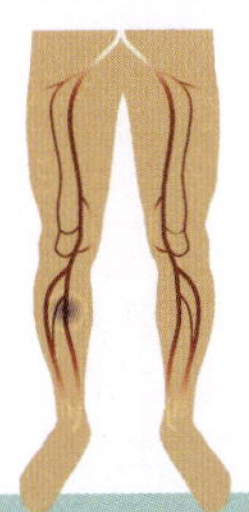

足部病变

足部感觉丧失、疼痛、溃疡，严重者可致截肢。

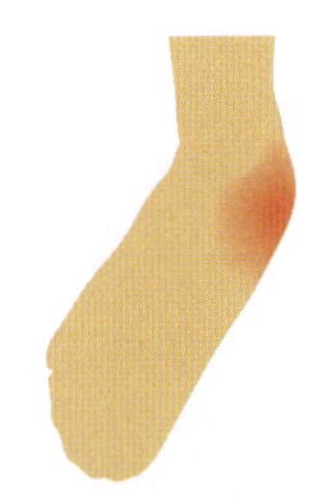

什么是血糖？如何自测

血糖是指血液中的葡萄糖。体内各组织细胞活动所需的热量大部分来自血糖，所以血糖必须保持一定的水平才能维持各器官和组织的正常功能。

正确测量方法

首先注意血糖仪的各种提示信号，并保证操作前有充足的电量。然后调整好血糖仪代码，使之与试纸代码相同。每次自测时，都要确保试纸表面无受潮或受其他污染，切忌用手触摸试纸条表面。

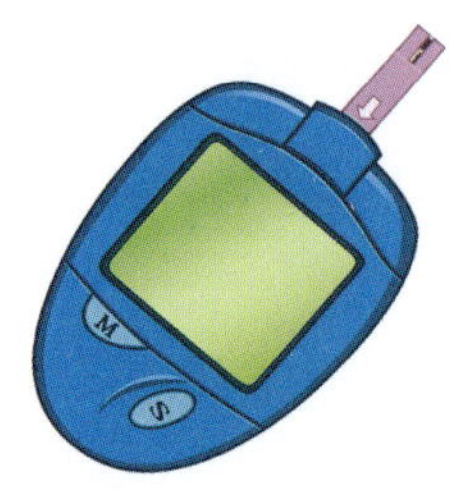

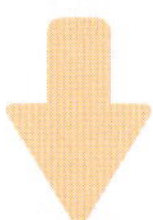

采血前先用温水或中性肥皂洗净双手，反复揉搓准备采血的手指，直至血量丰富。然后用 75% 的酒精消毒指腹，待酒精挥发完后再扎手指。

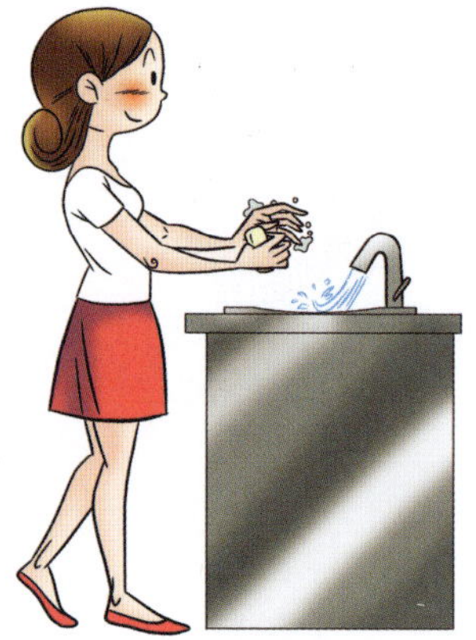

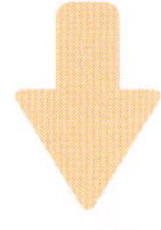

将试纸插入血糖仪中，滴一滴饱满的血入试纸吸血槽中，等待结果即可。需要注意的是，将血吸到试纸上后不要再追加吸血，否则会导致测试结果不准确。

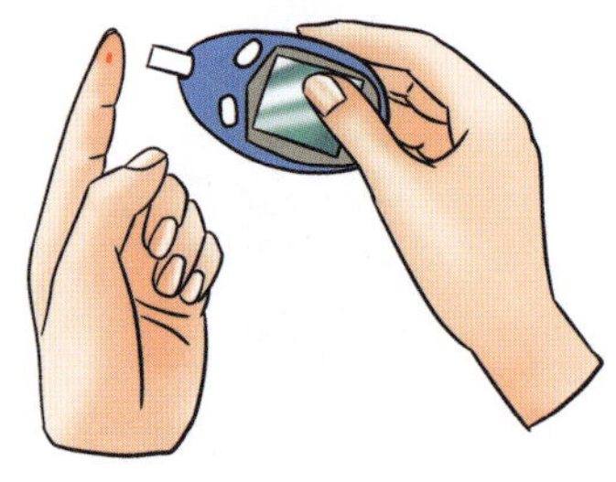

采血注意事项

采血部位要交替轮换，因长期刺扎一个地方，易形成瘢痕。

扎针时需要注意千万不要挤压采血的手指，因为太用力挤压手指可能会稀释血液，影响检测结果。

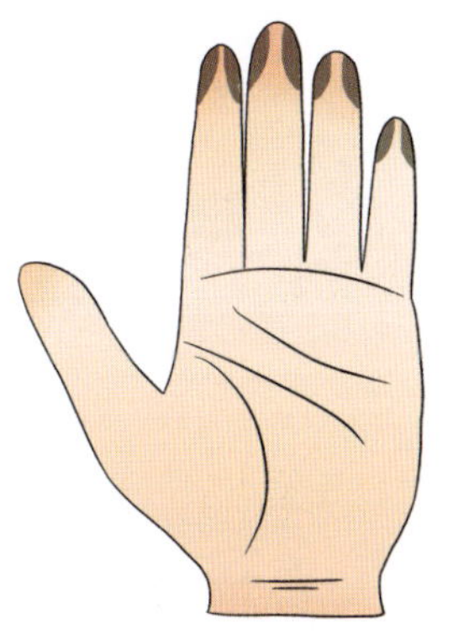

在手指侧边采血不仅疼痛较轻，且血量充足。

如何安排一日三餐

计算每日所需总热量

糖尿病患者控制饮食有利于血糖的控制，但控制饮食并非饥饿疗法，而是要合理地管理膳食种类和数量，使糖尿病患者既能保证正常体力和劳动力，又能最大限度地控制病情。因此，每位糖尿病患者都要计算出适合自身的总热量需求。

计算标准体重

标准体重 = 身高（厘米）- 105

你的标准体重 =_________厘米 - 105 =_________千克

判断现有体重是消瘦还是肥胖

BMI（身体质量指数）=

你的实际体重（千克）÷［身高（米）］^{2}=______÷（______）^{2} =______

BMI 的评定标准

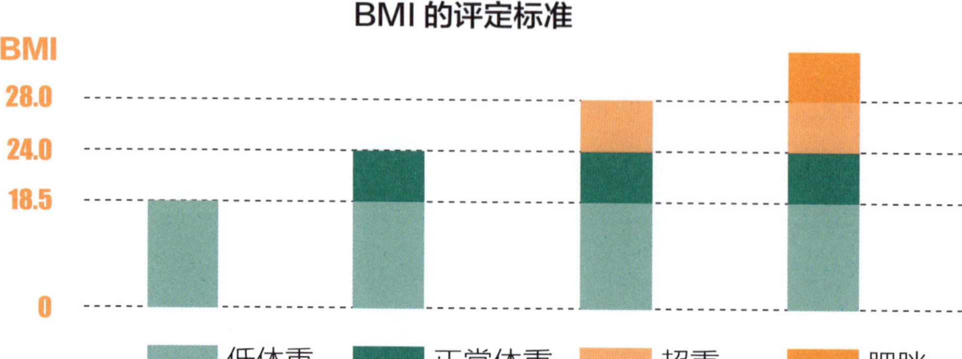

注：参考国家卫生健康委员会标准。

判断活动强度

活动强度一般分为四种情况：卧床休息、轻体力劳动、中等体力劳动、重体力劳动。具体界定方法如下。

轻体力劳动： 以站着或少量走动为主的工作，如从事教师、售货员等；以坐着为主的工作，如办公室工作等。

中等体力劳动： 学生的日常活动等。

重体力劳动： 体育运动，非机械化的装卸、伐木、采矿、砸石等劳动。

每日热量供给量（千卡 / 千克）

体形	卧床休息	轻体力劳动	中等体力劳动	重体力劳动
消瘦	20 ~ 25	35	40	45 ~ 50
正常	15 ~ 20	30	35	40
超重或肥胖	15	20 ~ 25	30	35

注：表中数据是每日每千克标准体重需要的热量（千卡）。
每日所需总热量 = 标准体重（千克）× 每日每千克标准体重需要的热量（千卡）。
1 千卡≈ 4.186 千焦。

举例

赵先生身高175厘米，体重80千克，今年65岁，平时从事轻体力劳动，他每日所需总热量是多少？

计算标准体重： 175-105 =70 千克。

判断体重水平： 他的实际体重为 80 千克，BMI 指数为 26.1，属于超重。

判断活动强度： 轻体力劳动。

查找每日需要的热量： 超重和轻体力劳动，根据上表得知，他每日每千克标准体重需要的热量是 20 ～ 25 千卡。

计算总热量： 总热量 =20 ～ 25 千卡 / 千克 ×70 千克（标准体重）
=1400 ～ 1750 千卡。

一日三餐吃多少

1 确定三餐总热量分配比例

早餐的量应少一些，因为依据人体的生理规律上午糖原分解旺盛，若早餐量多，容易发生早餐后血糖过高。三餐的热量比例可为早餐 1/5、午餐 2/5、晚餐 2/5。如果有加餐，应从上一餐的总热量中减去加餐所产生的热量。这样做能防止一次进食量过多而加重胰岛分泌的负担，出现餐后血糖过高，同时还能防止因进食量过少而发生低血糖。

一般来说，加餐的最佳时间段为 9 ～ 10 点、15 ～ 16 点和 20 ～ 21 点。加餐的食物也要有所选择，不能随意吃零食，否则容易打乱饮食计划，增加饮食量对控制血糖不利，所以糖尿病患者一旦制订了饮食计划，要严格执行，尽量不吃零食。

在前面的例子中我们计算出了患者赵先生每日所需总热量为1400 ~ 1750 千卡，如果按早餐 1/5、午餐 2/5、晚餐 2/5 的比例来分配三餐的热量，即

早餐的热量 = （1400 ~ 1750）千卡 × 1/5 = 280 ~ 350 千卡

午餐的热量 = （1400 ~ 1750）千卡 × 2/5 = 560 ~ 700 千卡

晚餐的热量 = （1400 ~ 1750）千卡 × 2/5 = 560 ~ 700 千卡

2 确定主食量

主食即富含碳水化合物的食物，如大米、面粉、玉米等，是全天食物中热量的主要来源。主食量会直接影响血糖，建议糖尿病患者每日碳水化合物产热比不低于 50%。可根据个人每日需要的热量来指导主食进食量。

热量与主食量对应表

每日所需总热量	每日建议主食量	每日所需总热量	每日建议主食量
1200 千卡	约为 150 克	1800 千卡	约为 300 克
1300 千卡	约为 175 克	1900 千卡	约为 325 克
1400 千卡	约为 200 克	2000 千卡	约为 350 克
1500 千卡	约为 225 克	2100 千卡	约为 375 克
1600 千卡	约为 250 克	2200 千卡	约为 400 克
1700 千卡	约为 275 克		

3 确定副食量

一般情况下，糖尿病患者每日的副食品种及用量大致如下。

副食品种	推荐用量
蔬菜	500 克
瘦肉	100 ~ 150 克
蛋类	1 个鸡蛋（以一周 3 ~ 5 个为好）或 2 个鸡蛋清
豆类及其制品	50 ~ 100 克
奶及奶制品	250 克
水果	200 克（在病情允许的情况下食用）
油脂	不超过 20 克

食物交换份法让你吃得随心所欲

食物交换份法是营养学上的一个概念，凡能产生 90 千卡热量的食物即一个食物交换份。换句话说，每个食物交换份的食物所含的热量都是 90 千卡，但其重量可以不同。例如，1 个食物交换份的食物相当于米面 25 克、绿叶蔬菜 500 克、水果 200 克、牛奶 160 克、瘦肉 50 克、鸡蛋 50 克、食用油 10 克等。

因此，运用食物交换份法，糖尿病患者就可以比较自由地选择不同的食物，品尝不同佳肴，使饮食不再单调。

1 食物交换份的种类

食物交换的四大组（八小类）内容和营养价值表

组别	类别	每份质量（克）	热量（千卡）	蛋白质（克）	脂肪（克）	糖类（克）	主要营养素
谷薯组	谷薯类	25	90	2.0	—	20.0	碳水化合物、膳食纤维
蔬果组	蔬菜类	500	90	5.0	—	17.0	矿物质
	水果类	200	90	1.0	—	21.0	维生素
肉蛋豆组	大豆类	25	90	9.0	4.0	4.0	膳食纤维、钙
	奶制品	160	90	5.0	5.0	6.0	蛋白质、钙
	肉蛋类	50	90	9.0	6.0	—	脂肪、蛋白质
油脂组	坚果类	15	90	4.0	7.0	2.0	脂肪、矿物质
	油脂类	10	90	—	10.0	—	脂肪

2 计算食物交换份的份数

食物交换份的份数 = 每日所需总热量（千卡）÷90（千卡）

如上文中的赵先生每日所需总热量为1400 ~ 1750千卡，他每日所需的食物交换份的份数为:（1400 ~ 1750）千卡 ÷90千卡 ≈ 15.6 ~ 19.4份。

3 分配食物

计算出了食物交换份的份数，就可以根据自己的饮食习惯和口味来选择并交换食物了。如赵先生每日所需的食物交换份的份数为 15.6 ~ 19.4 份，可这样选择：主食 275 克（11 份），蔬菜 500 克（1 份），肉蛋类 150 克（3 份），牛奶 250 克（约 1.6 份），油脂 20 克（2 份），一共 18.6 份，约合 19 份。

4 食物交换表

等值肉蛋类食物交换表

每一交换份肉蛋类食物提供蛋白质 **9** 克，脂肪 **6** 克，热量 **90** 千卡

食　物	重量（克）	食　物	重量（克）
肥瘦猪肉	25	草鱼、比目鱼、鲤鱼、甲鱼	80
熟酱牛肉、熟酱鸭	35	大黄鱼、鳝鱼、鲢鱼、鲫鱼	80
猪瘦肉、牛肉、羊肉	50	对虾、青虾、鲜贝	80
排骨（带骨）	50	带鱼	80
鸭肉	50	蟹肉、水发鱿鱼	100
鹅肉	50	兔肉	100
鹌鹑蛋（6 个带壳）	60	鸡蛋清	150
鸡蛋（大个儿带壳）	60	水发海参	350
松花蛋（大个儿带壳）、鸭蛋	60		

等值蔬菜类食物交换表

每一交换份蔬菜类食物提供蛋白质 **5** 克，碳水化合物 **17** 克，热量 **90** 千卡

食　物	重量（克）	食　物	重量（克）
鲜豌豆	70	韭菜、茴香、茼蒿	500
百合	100	芹菜、甘蓝、莴笋	500
荸荠、藕、凉薯	150	黄瓜、茄子、丝瓜	500
胡萝卜	200	大白菜、菠菜、芥蓝、小白菜	500
鲜豇豆、扁豆、洋葱、蒜薹	250	油菜、空心菜、苋菜、圆白菜	500
南瓜、菜花	350	绿豆芽、鲜蘑菇、水发海带	500
白萝卜、柿子椒、茭白、冬笋	400	西葫芦、番茄、冬瓜、苦瓜	500

等值谷薯类食物交换表

每一交换份谷薯类食物提供蛋白质 **2** 克，碳水化合物 **20** 克，热量 **90** 千卡

食　物	重量（克）	食　物	重量（克）
大米、小米、糯米、薏米	25	荞麦面、苦荞面	25
高粱米、玉米糁	25	干粉条	25
面粉、玉米面	25	油条、油饼、苏打饼干	25
混合面	25	烧饼、烙饼	35
燕麦片、莜麦面	25	咸面包、窝头	35
各种挂面	25	土豆	100

续表

食　　物	重量（克）	食　　物	重量（克）
龙须面	25	湿粉皮	150
通心粉	25	鲜玉米（中等大小，带棒心）	200

等值油脂类食物交换表

每一交换份油脂类（包括坚果类）食物提供脂肪 **10** 克，热量 **90** 千卡

食　　物	重量（克）	食　　物	重量（克）
花生油、香油（1 汤匙）	10	羊油	10
玉米油、菜籽油（1 汤匙）	10	黄油	10
豆油（1 汤匙）	10	葵花子（带壳）	25
红花油（1 汤匙）	10	核桃、杏仁	25
猪油	10	花生米	25
牛油	10	西瓜子（带壳）	40

等值奶制品类食物交换表

每一交换份奶制品类食物提供
蛋白质 **5** 克，脂肪 **5** 克，碳水化合物 **6** 克，热量 **90** 千卡

食　　物	重量（克）	食　　物	重量（克）
奶粉	20	无糖酸奶	130
脱脂奶粉	25	牛奶	160
奶酪	25	羊奶	160

等值大豆类食物交换表

每一交换份大豆类食物提供
蛋白质 **9** 克，脂肪 **4** 克，碳水化合物 **4** 克，热量 **90** 千卡

食　物	重量（克）	食　物	重量（克）
腐竹	20	毛豆	70
黄豆	25	北豆腐	100
黄豆粉	25	南豆腐	150
豆腐丝、豆腐干	50	豆浆	400

等值水果类食物交换表

每一交换份水果类食物提供蛋白质 **1** 克，碳水化合物 **21** 克，热量 **90** 千卡

食　物	重量（克）	食　物	重量（克）
柿子、香蕉、鲜荔枝（带皮）	150	李子、杏	200
梨、桃、苹果	200	葡萄	200
橘子、橙子、柚子（带皮）	200	草莓	300
猕猴桃	200	西瓜	500

糖尿病热点问题答疑

主食吃得越少越好吗

很多糖尿病患者怕血糖升高不敢吃主食，采用饥饿疗法控制血糖，这种做法不仅错误，而且非常危险，严重者会造成低血糖昏迷。

其实如果在合理控制热量的基础上提高碳水化合物的摄入量，不仅不会造成患者的血糖升高，还可以提高胰岛素敏感性和改善葡萄糖耐量。因此，糖尿病患者应维持合理的饮食结构，而不是单纯挨饿或不吃主食。

只要是甜的东西就不能吃吗

很多糖尿病患者不敢吃“甜”食。其实，“甜”食不完全等同于“糖类”。除了葡萄糖、果糖、蔗糖等单糖和双糖外，还有木糖醇、阿斯巴甜、麦芽糖醇等甜味剂。这些甜味剂虽可增加食物的甜度，但不会增加食物的热量，所以糖尿病患者可以适量食用。

只吃粗粮不吃细粮好吗

粗粮中含有丰富的膳食纤维，且食物血糖生成指数较低，因此有些糖尿病患者大量吃粗粮，这种做法其实是错误的。如果长期大量吃粗粮，会增加胃肠道负担，并影响蛋白质和一些矿物质的吸收，时间长了容易造成营养不良，对身体不利。因此主食应粗细搭配，细粮与粗粮的最佳比例为 2 ： 1。

水果含糖量高，糖尿病患者不能吃吗

水果中含有大量维生素、膳食纤维和矿物质，有益于糖尿病患者。水果含的糖分有葡萄糖、果糖和蔗糖，其中果糖在代谢时不需要胰岛素参加，所以，糖尿病患者在血糖已获得控制后可适量吃些水果。糖尿病患者如果空腹血糖控制在 7.8 毫摩 / 升以下、餐后 2 小时血糖控制在 10 毫摩 / 升以下，可以在两餐之间适当吃一些水果，但要选择低糖水果，如柚子、柠檬等。

用了降糖药，就不需要控制饮食了吗

有的糖尿病患者认为吃了降糖药，就不需要进行饮食控制了，这种认知和做法也是不对的，因为饮食治疗是药物治疗的前提和基础，不控制饮食会直接影响降糖药的疗效，造成血糖波动。因此，只有在科学的饮食疗法基础上辅以药物治疗，才能更有效、更安全地降血糖。

植物油真的多吃无妨吗

有些糖尿病患者认为，植物油中含有大量的不饱和脂肪酸，对病情控制有益，不用控制其摄入量。其实，植物油热量很高，如果不加以控制很容易导致每日总热量超标。因此，糖尿病患者每日植物油摄入应限制在 20 克以内。

糖并没有那么可怕

很多糖尿病患者都有一个错误的观点，认为得了糖尿病以后就再也不能吃甜食了，其实糖尿病患者大可不必将甜食拒之千里，只要食用得当，也可以适量食用甜食。

糖尿病患者可以适量食用的糖类如下。

果糖

果糖主要存在于水果中，虽然它的甜度超过蔗糖和葡萄糖，但是果糖吸收后需要在肝脏中转化为葡萄糖才能被组织细胞利用，在体内的代谢不需要胰岛素的参与，对血液中葡萄糖的影响也较小，而且果糖的食物血糖生成指数比较低，因此可以适量食用。

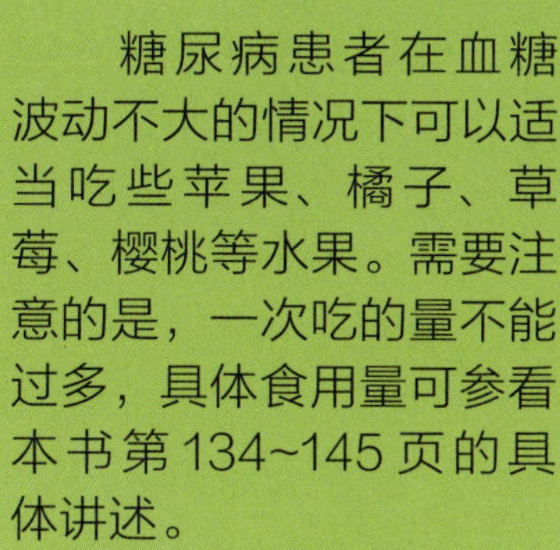

糖尿病患者在血糖波动不大的情况下可以适当吃些苹果、橘子、草莓、樱桃等水果。需要注意的是，一次吃的量不能过多，具体食用量可参看本书第 134~145 页的具体讲述。

乳糖

乳糖主要存在于奶及奶制品中，乳糖的食物血糖生成指数也比较低，在胃肠道中消化吸收较慢，食用后不易使血糖升高。而且奶制品中的钙有刺激胰岛 β 细胞的作用，能够促进胰岛素的正常分泌，因此糖尿病患者宜每日喝 250 克牛奶。

多糖

多糖主要存在于大米、小麦等谷物中，糖尿病患者尤其是已经使用胰岛素治疗的患者，在合理控制总热量的基础上，摄入适当比例的碳水化合物，可提高胰岛素的敏感性和改善葡萄糖耐量。因此糖尿病患者不需要刻意减少碳水化合物在总热量中所占的比例，不吃主食反而不利于血糖的控制。

甜味剂

甜味剂并不属于糖类家族，比如木糖醇、山梨糖醇、甜蜜素、阿斯巴甜等属于无营养型的甜味剂，甜度是蔗糖的 200 ~ 300 倍，在食品工业中仅仅是用来改善食品口味的，并不影响血糖水平。因此，糖尿病患者适量食用，可以在满足味蕾的同时，又能达到控制血糖的目的。但甜味剂也要控制摄入量。

PART 1

营养素推荐

清楚补什么、怎么补

钙 促进胰岛素的正常分泌

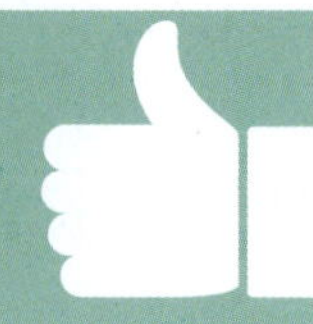

控糖原理

负责传达“分泌胰岛素”的信息

钙有负责传达“分泌胰岛素”信息的作用，当血糖升高时，身体就需要胰岛素来进行调节，这时就需要钙来传达这个信息给胰腺，让它开始分泌胰岛素。因此，若人体缺乏钙质，就无法完成传达信息的功能，胰岛素的分泌就会失常，血糖值就会升高。

缺乏时的表现

- 骨质疏松、易骨折
- 驼背、身高降低
- 经常腰酸背痛、腿部抽筋
- 手足麻木、多汗多尿
- 记忆力和思维能力减退
- 出现神经衰弱和精神疾病

补充搭配红绿灯

☺ **维生素 D+ 钙** = 促进钙吸收

☺ **蛋白质 + 钙** = 有助于钙吸收

☹ **可乐 + 钙** = 阻碍钙吸收利用

推荐摄入量
每日摄入 800 毫克

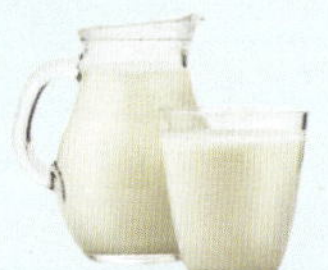

相当于牛奶
747 克

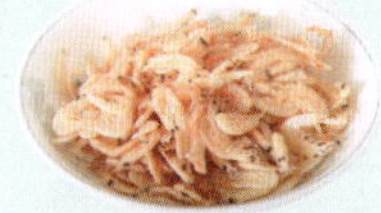

相当于虾皮
80 克

注：相当于牛奶747克，也就是说747克牛奶含有800毫克的钙（下同）。

钙剂选择

碳酸钙：胃酸分泌正常或偏多的成人宜选择碳酸钙，因为碳酸钙可以起到中和胃酸和补钙的双重作用，一举两得。

有机钙：胃酸分泌较少、患有胃病的人群宜选择有机钙，因为有机钙更利于肠胃吸收。

葡萄糖酸钙：幼儿、青少年宜选择葡萄糖酸钙，因为葡萄糖酸钙溶解度大，对胃的刺激小，且口感较好。

富含钙食物推荐TOP10

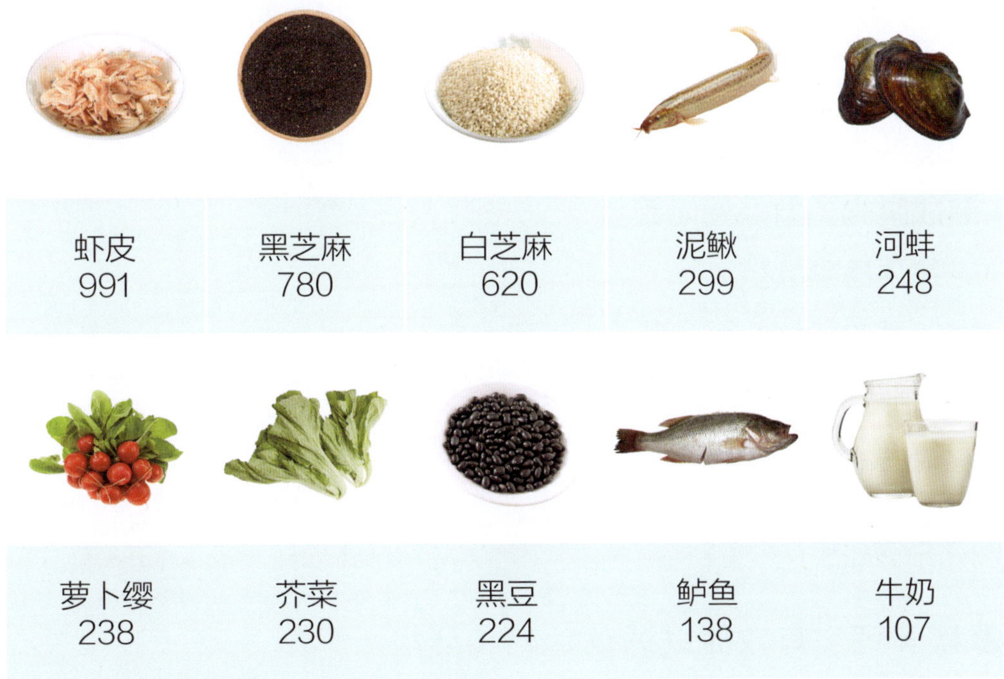

虾皮	黑芝麻	白芝麻	泥鳅	河蚌
991	780	620	299	248
萝卜缨	芥菜	黑豆	鲈鱼	牛奶
238	230	224	138	107

注：为每 100 克可食部含量，单位：毫克。

镁 促进胰岛素的分泌

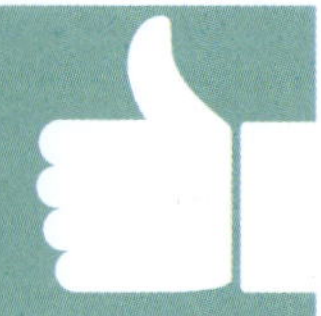

控糖原理

促进胰岛素的分泌

在糖代谢过程中，镁是不可或缺的元素。镁对促进胰岛素的分泌有重要作用，如果体内缺乏镁元素，会降低胰岛素刺激葡萄糖的吸收效果，造成身体对胰岛素反应不佳，导致血糖上升。

缺乏时的表现

- 血清钙下降
- 造成肌肉无力、抽筋等症
- 导致胰岛素抵抗
- 增加高血压和心脏病的发病率
- 影响睡眠质量
- 导致食欲缺乏

推荐摄入量
每日摄入 330 毫克

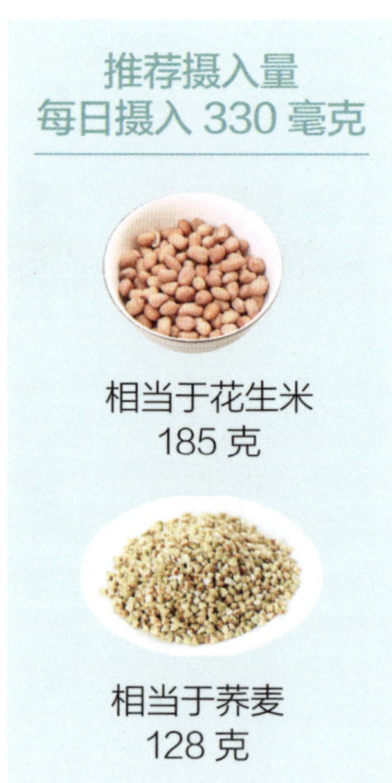

相当于花生米
185 克

相当于荞麦
128 克

补充搭配红绿灯

镁 + 钙 = 有效促进钙在骨骼和牙齿中的沉积，增强补钙效果。

钙 + 磷 + 镁 = 三者摄入量之比为 5 ∶ 3 ∶ 1。如果其中某一样摄入过多或过少，都会影响其他元素的吸收。

哪些人需要补镁

酗酒者及服用利尿剂的人： 酒精和利尿剂会导致镁离子流失。

精神紧张、剧烈运动的人及中老年人： 补充镁可缓解紧张情绪，降低疲劳感及脑卒中的危险。

富含镁食物推荐TOP10

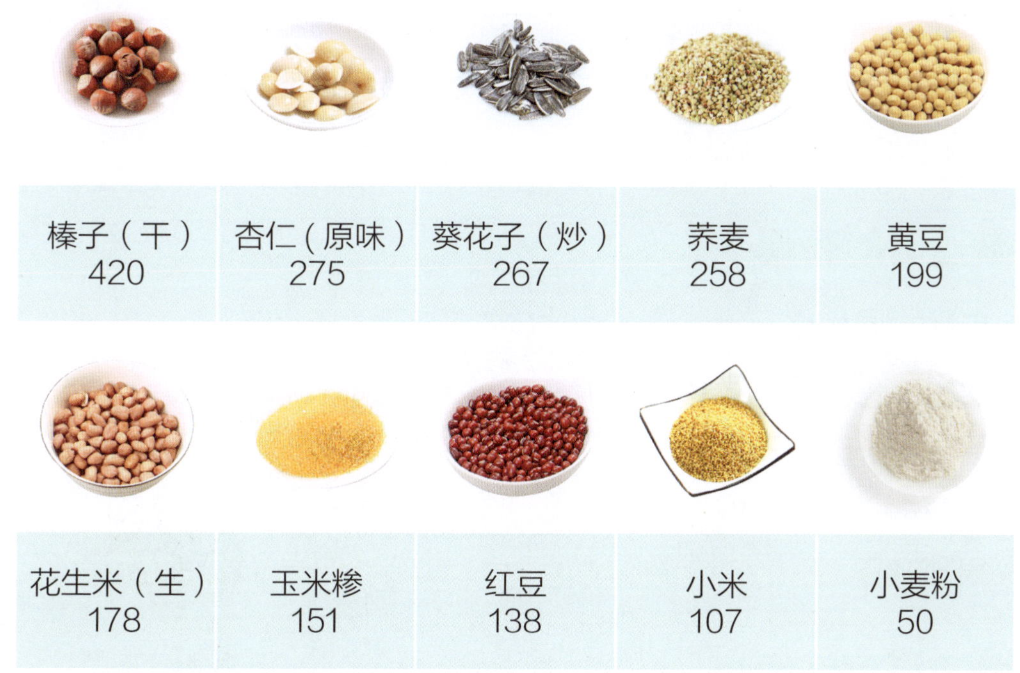

榛子（干）	杏仁（原味）	葵花子（炒）	荞麦	黄豆
420	275	267	258	199

花生米（生）	玉米糁	红豆	小米	小麦粉
178	151	138	107	50

注：为每100克可食部含量，单位：毫克。

硒 促进葡萄糖的运转

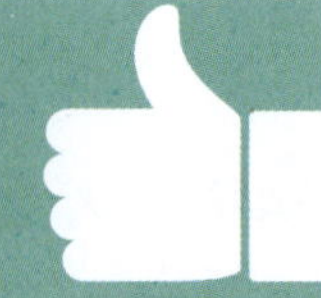

控糖原理

促进葡萄糖的运转

硒是微量元素中的“胰岛素”，能够促进葡萄糖的运转，还能减少胰岛 β 细胞被氧化破坏，修复胰岛细胞，使其功能正常，促进糖代谢，降低血糖和尿糖。

缺乏时的表现

- 导致未老先衰
- 易发生克山病、大骨节病
- 易使精神萎靡不振
- 导致精子活力下降
- 易患感冒

推荐摄入量
每日摄入 60 微克

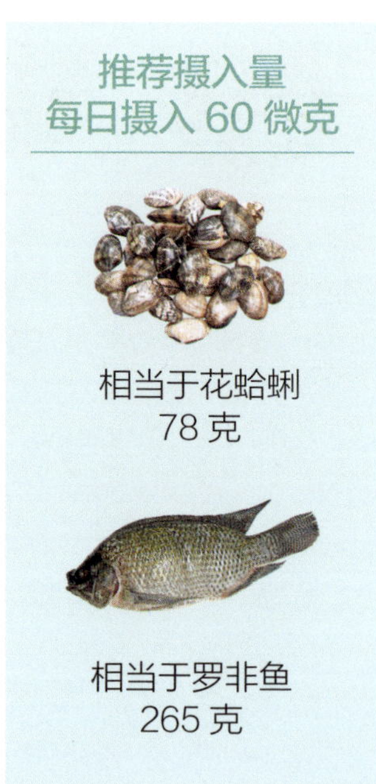

相当于花蛤蜊
78 克

相当于罗非鱼
265 克

补充搭配红绿灯

☺ **硒 + 维生素 E**= 能够保护细胞膜，减少不饱和脂肪酸的氧化。

☺ **硒酵母 + 叶酸** = 具有减少胃癌发生的作用。

硒剂选择

有机硒： 如硒酵母，有机硒与无机硒相比，具有食用安全、无毒副作用、吸收利用率高、营养价值高等优点，是补硒的首选。

无机硒： 如亚硒酸钠，无机硒的毒性较大，不建议服用。

富含硒食物推荐TOP10

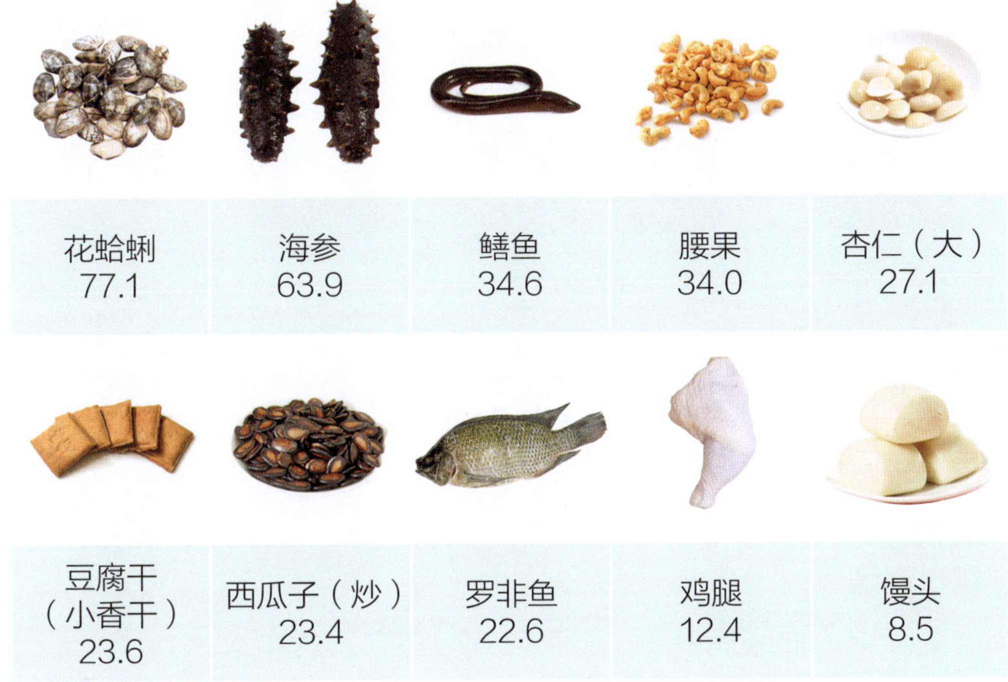

花蛤蜊	海参	鳝鱼	腰果	杏仁（大）
77.1	63.9	34.6	34.0	27.1
豆腐干（小香干）	西瓜子（炒）	罗非鱼	鸡腿	馒头
23.6	23.4	22.6	12.4	8.5

注：为每100克可食部含量，单位：微克。

铬 重要的血糖调节剂

控糖原理

重要的血糖调节剂

铬能帮助胰岛素促进葡萄糖进入细胞内的效率，是重要的血糖调节剂。当铬缺乏时，胰岛素的活性必然下降，致使糖代谢紊乱，表现出血糖升高，继而可发展成糖尿病。补充铬后，糖尿病患者及营养不良儿童的葡萄糖耐受性都会得到改善。

缺乏时的表现

- 造成动脉粥样硬化
- 使血清胆固醇和甘油三酯升高
- 血糖升高
- 生长迟缓
- 神经障碍（神经病变）

推荐摄入量 每日摄入
30 微克

补充搭配红绿灯

😊 **铬 + 硒** = 预防糖尿病及其并发症。

☹ **铬 + 锌** = 有拮抗作用，最好分开补充，如早晨补铬，晚上补锌。

哪些人需要补铬

中老年人：人体含铬量甚微，并且随着年龄的增长而减少，到50岁后体内的铬含量就非常少了，因此，中老年人应适当多吃些富含铬的食物或补充铬剂。

富含铬食物推荐TOP10

牡蛎
鸡肉
牛肉
鸡蛋
土豆
苹果皮
酵母
植物油
西瓜子
南瓜子

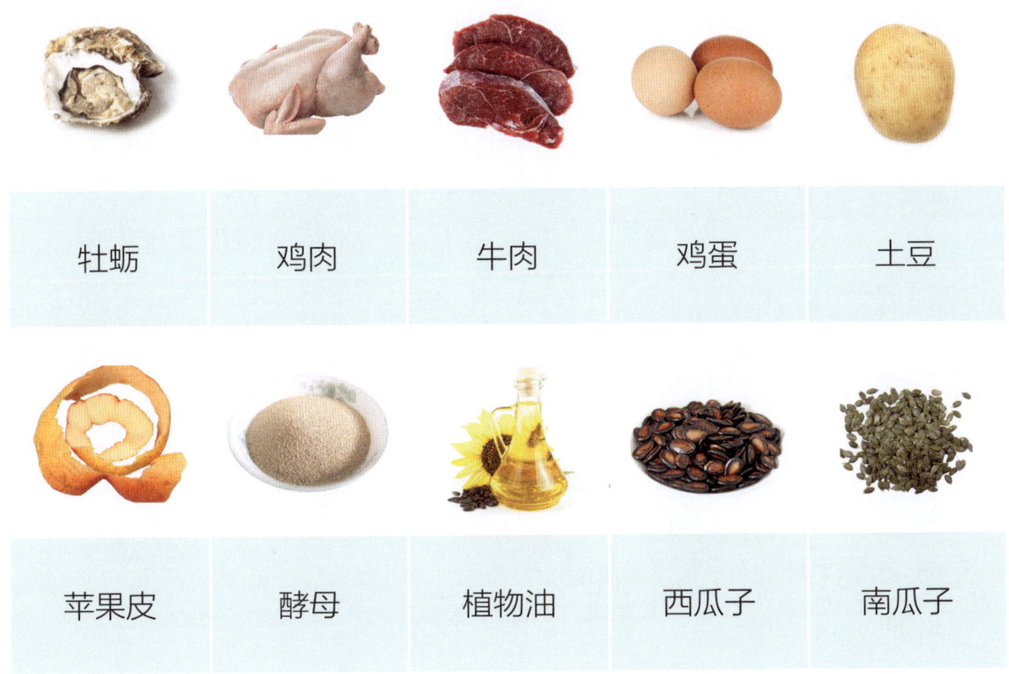

维生素 B_1 参与糖类和脂肪的代谢

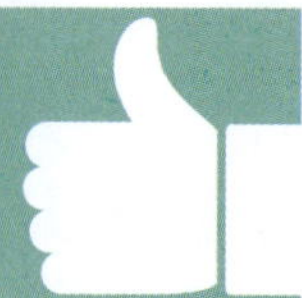

控糖原理

帮助葡萄糖转化成热量

维生素 B_1 可以参与糖类和脂肪的代谢，能够帮助葡萄糖转化成热量，控制血糖水平。此外，维生素 B_1 还可以维持微血管健康，预防因高血糖所致的肾细胞代谢紊乱，避免并发微血管病变和肾病。

缺乏时的表现

- 脚气病
- 食欲缺乏、胃肠疾病
- 头发干枯
- 注意力不集中、记忆力减退
- 心脏肥大
- 易怒

推荐摄入量
每日摄入

1.4 毫克（男）
1.2 毫克（女）

补充搭配红绿灯

☺ **维生素 B_1+ 复合 B 族维生素** = 更有利于吸收。

☹ **维生素 B_1+ 酒** = 降低维生素 B_1 的吸收率。

☹ **维生素 B_1+ 磺胺类药物** = 阻碍维生素 B_1 在肠内的合成。

哪些人需要补维生素B_1

长期食用精白米面的人：长期食用高度精细加工的米面容易导致维生素 B_1 不足。

爱喝酒的人：酒精会消耗体内的维生素 B_1。

爱吃甜食的人：常吃甜食会造成维生素 B_1 大量消耗。

富含维生素B_1食物推荐TOP10

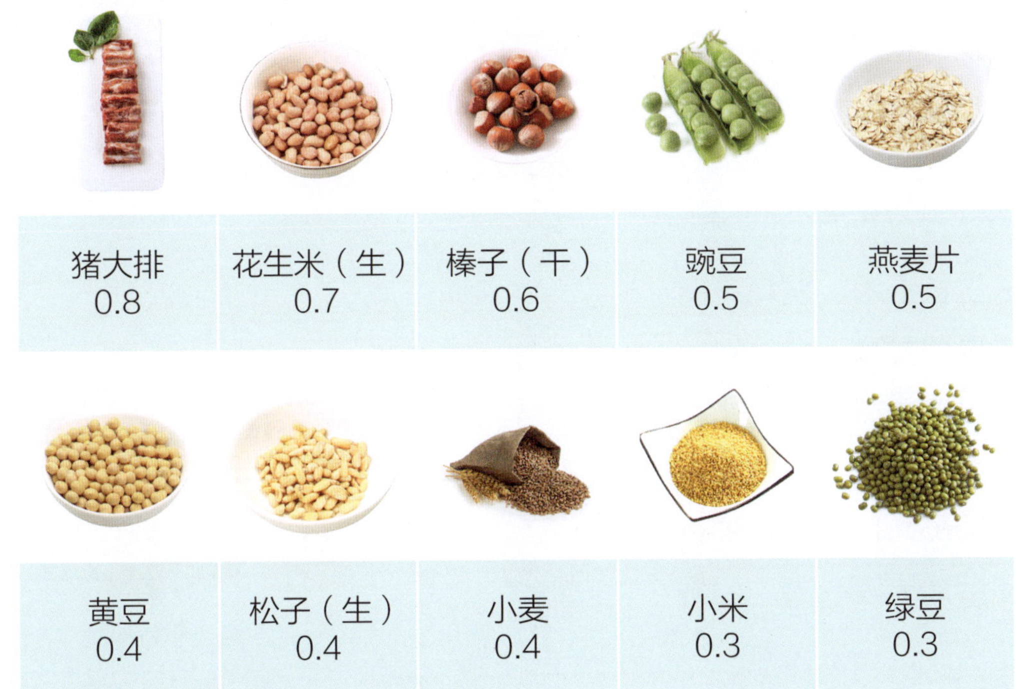

猪大排	花生米（生）	榛子（干）	豌豆	燕麦片
0.8	0.7	0.6	0.5	0.5

黄豆	松子（生）	小麦	小米	绿豆
0.4	0.4	0.4	0.3	0.3

注：为每 100 克可食部含量，单位：毫克。

维生素C 促进糖代谢正常化

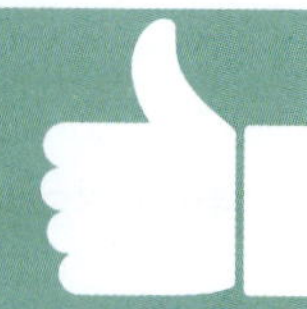

控糖原理

有助于血糖的稳定

日常饮食，摄入足够的维生素 C，能促进糖代谢正常化，提高胰岛素治疗的效果。维生素 C 还可以抑制醛糖还原酶的作用，延缓和改善糖尿病性血管病变及周围神经病变的发生。

缺乏时的表现

- 生长迟缓、发育不良
- 骨骼发育不全
- 肌肉关节酸痛
- 皮肤干燥，抵抗力下降
- 牙齿易松动、脱落
- 皮肤易有瘀点、瘀斑

推荐摄入量
每日摄入 100 毫克

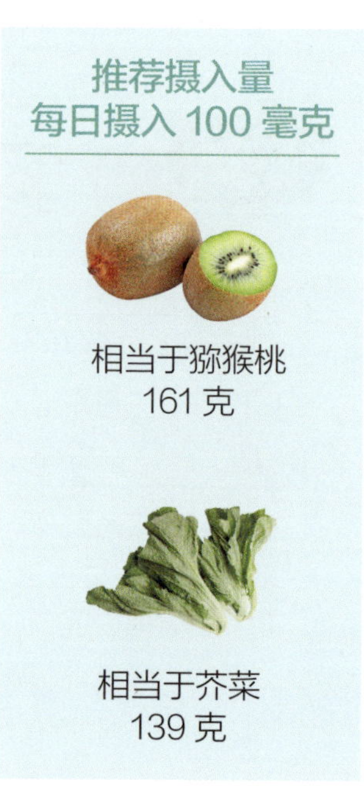

相当于猕猴桃
161 克

相当于芥菜
139 克

补充搭配红绿灯

☺ **维生素 C+B 族维生素** = 提高抗病力。

☺ **维生素 C+ 铁** = 帮助铁的吸收。

哪些人需要补维生素C

脸上有色斑的人：维生素 C 具有抗氧化作用，能够减少色斑的生成。

缺铁的人：维生素 C 可以提高人体从食物中吸收铁的能力。

经常吸烟的人：维生素 C 有助于提高机体抵抗力，消除体内的尼古丁。

富含维生素C食物推荐TOP10

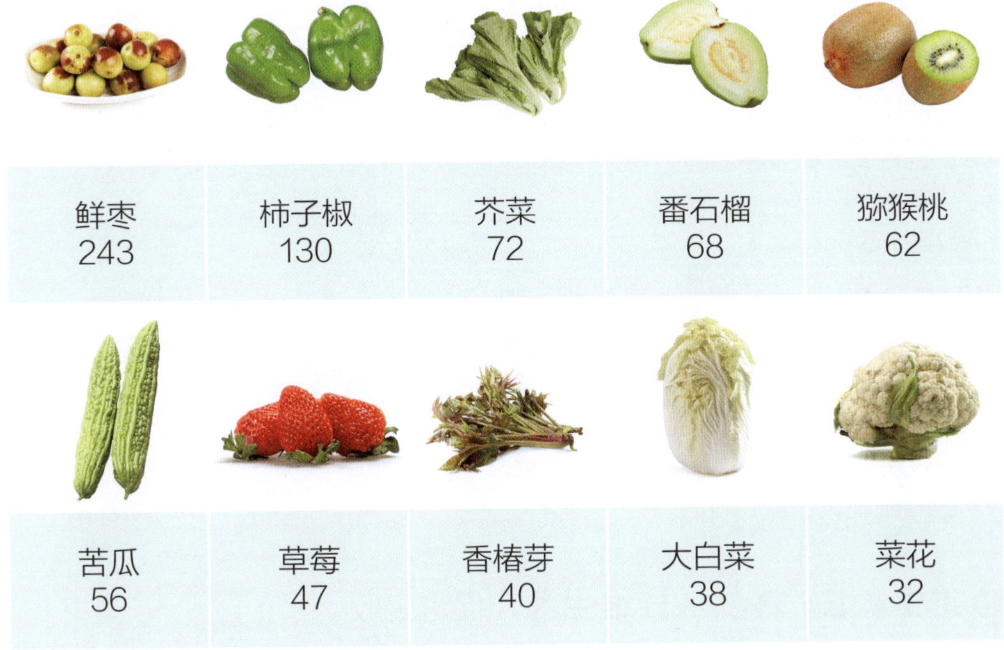

鲜枣	柿子椒	芥菜	番石榴	猕猴桃
243	130	72	68	62
苦瓜	**草莓**	**香椿芽**	**大白菜**	**菜花**
56	47	40	38	32

注：为每 100 克可食部含量，单位：毫克。

维生素E 保护胰岛细胞

控糖原理

保护胰岛细胞免受自由基损伤

维生素 E 是一种天然的脂溶性抗氧化剂，能清除自由基，保护胰岛细胞免受自由基损伤，同时改善机体对胰岛素的敏感性。维生素 E 可通过促使前列腺素合成、抑制血栓素生成等，改善机体血液的高凝状态，从而减轻动脉硬化及微血管病变。

缺乏时的表现

- 躁动不安
- 头发分叉
- 引起男性性功能低下
- 前列腺肥大、不育症

推荐摄入量
每日摄入 14 毫克 α－生育酚当量

注:α－生育酚当量是维生素 E 的标示单位。

补充搭配红绿灯

☺ **维生素 E+ 复合 B 族维生素** = 促进吸收。

☺ **维生素 E+ 维生素 C**= 促进吸收。

哪些人需要补维生素E

血脂异常患者：维生素 E 能改善脂质代谢。

更年期女性：补充维生素 E 能预防器官老化，减轻更年期不适。

富含维生素E食物推荐TOP10

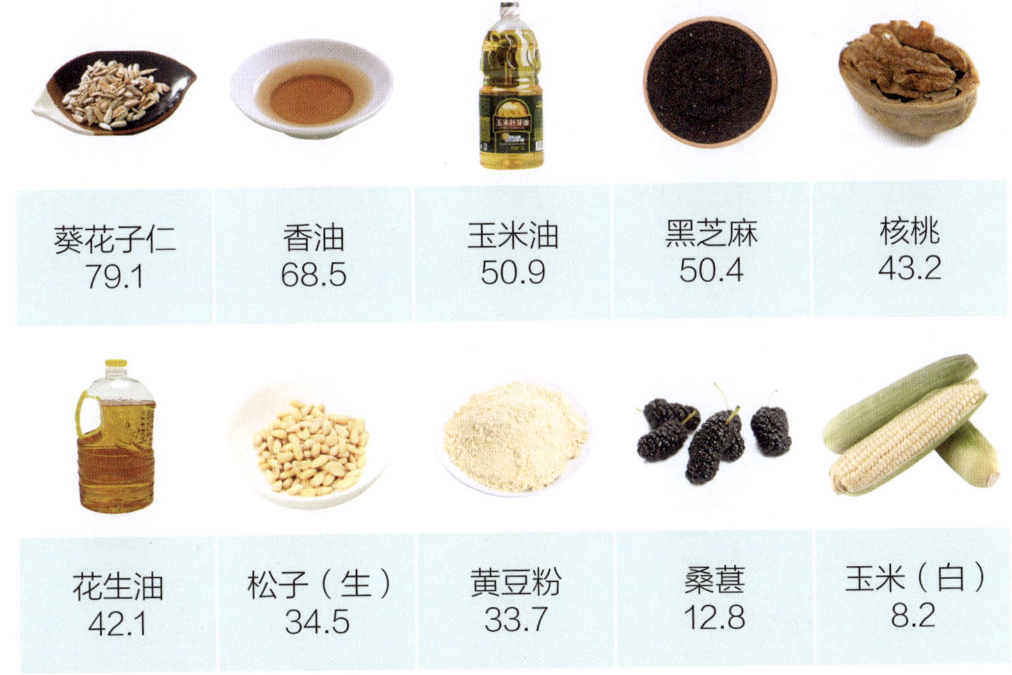

葵花子仁	香油	玉米油	黑芝麻	核桃
79.1	68.5	50.9	50.4	43.2
花生油	松子（生）	黄豆粉	桑葚	玉米（白）
42.1	34.5	33.7	12.8	8.2

注：为每 100 克可食部含量，单位：毫克。

ω-3脂肪酸 抗氧化，调血糖

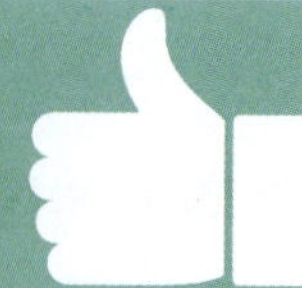

控糖原理

抗氧化，调血糖

ω-3脂肪酸可增强细胞膜活性，而活性强的细胞膜表面形成胰岛素受体的数量也多，因而对胰岛素表现得十分敏感，从而能加大血糖的消耗并将血糖转化为糖原，使人体血液中的葡萄糖始终处于平衡状态，能大大减少糖尿病的发生，对调理糖尿病也有一定效果。

缺乏时的表现

- 生长发育迟缓
- 胃肠道及肝、肾异常
- 血小板功能失常
- 易感染
- 血脂及体脂组成异常

补充搭配红绿灯

☹ **ω-3脂肪酸＋抗凝药物**＝ω-3脂肪酸也有抗凝作用，二者同食等于加大了抗凝药物的剂量，不利于健康。

哪些人需要补ω-3脂肪酸

血脂异常及血糖高的中老年人群： ω-3 脂肪酸能消除体内自由基，延缓人体衰老。

冠心病患者： ω-3 脂肪酸中的 DHA 和 EPA 具有扩张血管、抑制血小板聚集的作用，对冠心病患者有保护作用。

富含ω-3脂肪酸食物推荐TOP8

金枪鱼
三文鱼
沙丁鱼
玉米油
葵花子油
花生油
核桃
杏仁

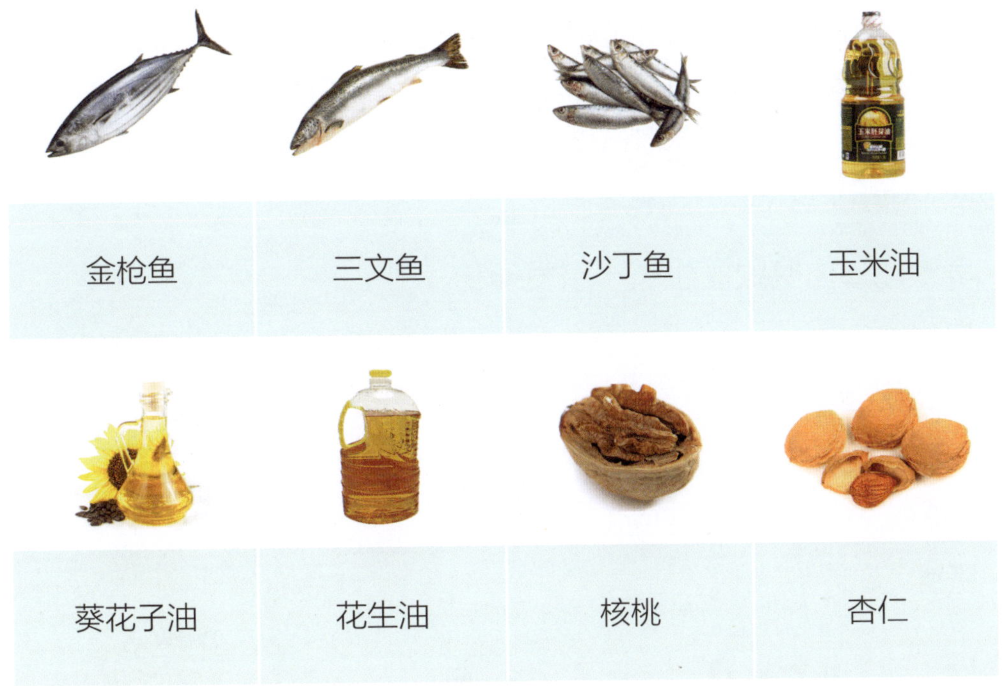

膳食纤维 提高胰岛素的利用率

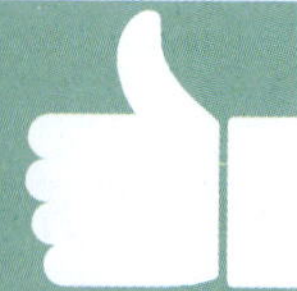

控糖原理

提高胰岛素受体的敏感性

膳食纤维可提高胰岛素受体的敏感性，提高胰岛素的利用率；而且膳食纤维能延缓小肠对糖类与脂肪的吸收，促进胃排空，减少胰岛素的用量，控制餐后血糖的上升速度。

缺乏时的表现

- 导致肠道内腐败菌生长，引发便秘
- 易疲劳
- 皮肤粗糙
- 口中有异味
- 头痛
- 肥胖

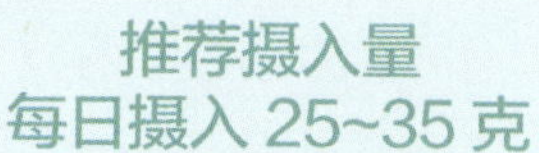

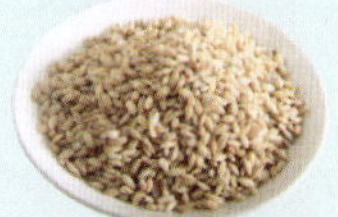

相当于大麦
353 克

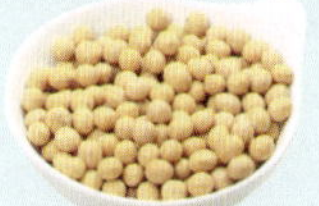

相当于黄豆
226 克

补充搭配红绿灯

☻ **膳食纤维 + 水** = 增强膳食纤维的润肠作用。

哪些人需要补膳食纤维

肥胖者：膳食纤维能延缓和减少肠道对营养的消化吸收，促进代谢，有助于减肥。

便秘者：膳食纤维可以促进肠道蠕动，调节肠道菌群，软化粪便，改善便秘。

血脂异常患者：膳食纤维能够消耗体内多余的胆固醇和甘油三酯。

富含膳食纤维食物推荐TOP10

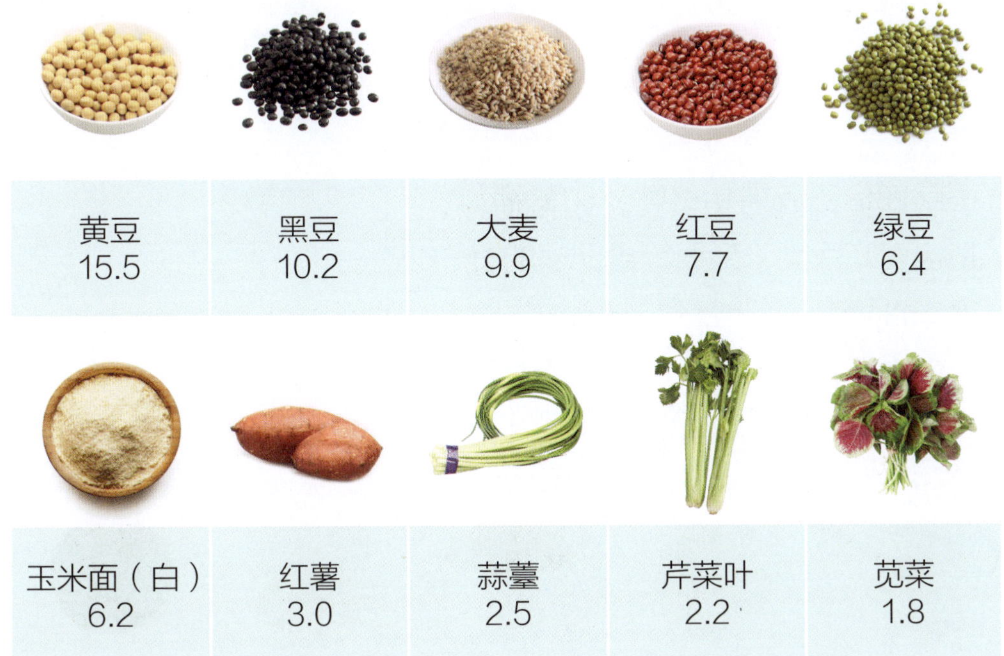

黄豆	黑豆	大麦	红豆	绿豆
15.5	10.2	9.9	7.7	6.4
玉米面（白）	红薯	蒜薹	芹菜叶	苋菜
6.2	3.0	2.5	2.2	1.8

注：为每 100 克可食部含量，单位：克。

钠 增高血糖浓度

对糖尿病的危害

研究表明，过多摄入钠，会增强淀粉酶活性，促进淀粉消化，促进小肠吸收游离葡萄糖，引起血糖升高，从而加重病情。

限钠方法

- 烹调食物时尽量少加盐，可用醋、芥末、胡椒等调料来提味
- 不吃或少吃咸菜和含盐多的食物
- 适当多吃豆类、蔬果等含钾多的食物
- 选用低钠盐

推荐摄入量 每日摄入
1500 毫克

少吃这些富含钠的食物

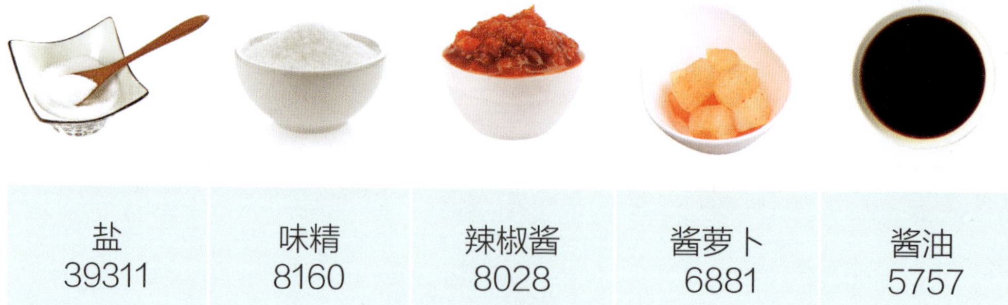

盐	味精	辣椒酱	酱萝卜	酱油
39311	8160	8028	6881	5757

注：为每 100 克可食部含量，单位：毫克。

饱和脂肪酸 损害胰岛 β 细胞

对糖尿病的危害

饱和脂肪酸可促进胆固醇的吸收，导致血脂升高，使胰岛素的敏感性下降，促进糖异生，使血糖升高，从而加重胰岛 β 细胞的损害，因此糖尿病患者要尽量避免摄入饱和脂肪酸。

限饱和脂肪酸的方法

- 少吃或不吃动物油脂、肥肉
- 尽量不吃西式快餐
- 食用油以植物油为主

少吃这些富含饱和脂肪酸的食物

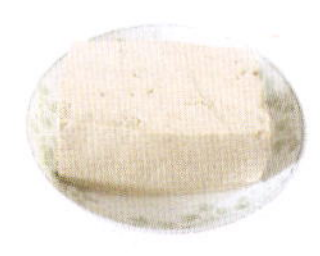
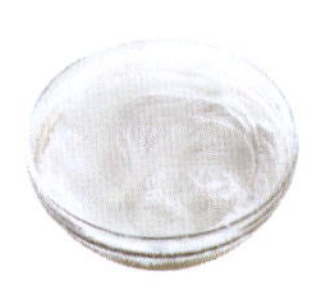
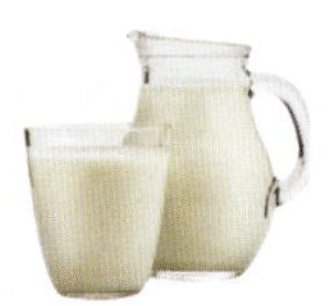
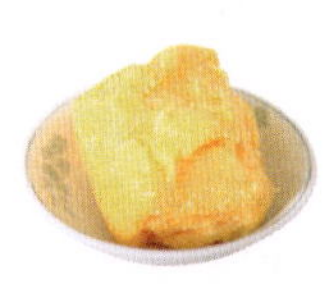
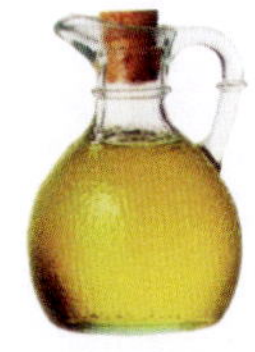

奶豆腐	奶油	牛奶（全脂）	牛油	棕榈油
88.2	76.4	64.4	61.8	43.4

注：饱和脂肪酸占总脂肪酸的质量百分数（%）。

专题
常见食物每百克可食部胆固醇含量

< 100 毫克

蒜肠、火腿肠、牛瘦肉、羊瘦肉、兔肉、牛奶、酸奶、脱脂奶粉、羊奶、鸭肉、黄鱼、带鱼、平鱼、马哈鱼、草鱼、黑鲢、鲤鱼、甲鱼、海蜇、海参

100~150 毫克

猪肥肉、广式腊肠、牛心、牛肚、羊舌、羊心、羊肚、全脂奶粉、鸡肉、白鲢、鳝鱼、白米虾、羊油、鸡油

> 150 毫克

猪脑、猪心、猪肝、猪肺、猪肚、猪大肠、猪肉松、牛肝、牛肺、牛肾、牛肉松、羊脑、羊肝、羊肾、鸡肝、鸭肝、鸡蛋粉、蛋黄、松花蛋、鹌鹑蛋、凤尾鱼、鱼肉松、鱼子、虾皮、蟹黄、黄油

PART 2

日常饮食推荐

兼顾控糖和美味

谷豆类

小米

控制餐后血糖骤升

食物血糖生成指数	推荐用量
71 中	每日 50 克为宜
热　量	**控糖营养素**
361 千卡	维生素 B_1

注：为每 100 克可食部所含热量；推荐用量为生重。后同。

为什么适宜吃

参与糖类与脂肪的代谢

小米中所含的维生素 B_1 可以参与糖类与脂肪的代谢，能够帮助葡萄糖转化成热量，比精白米面控糖效果好。

人群须知

推荐人群：中老年人；高血压、糖尿病、血脂异常患者；消化功能不良者；产妇。

慎食人群：气滞者；素体虚寒、小便清长者。

营养师支招

小米含赖氨酸较少，不宜以小米为主食，应注意搭配豆类及肉类，以达到营养互补。

营养巧搭配

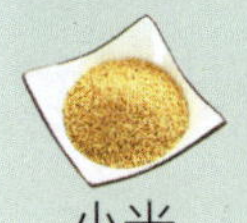

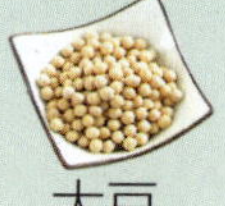

小米　大豆

大豆可以补充小米缺乏赖氨酸的不足，使营养更全面

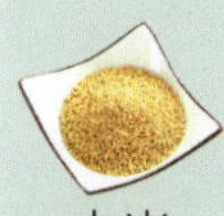

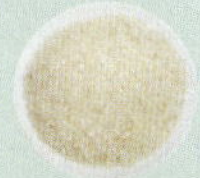

小米　大米

有效补充身体所需营养物质

总热量
457千卡

糖类
99.3克

蛋白质
10.8克

脂肪
2.3克

二米饭 2人份

材料 大米80克，小米50克。

做法

1 大米、小米淘洗干净。

2 在电饭锅中加入适量清水，放入大米和小米，按下“煮饭”键，跳键后不要马上开盖，再焖一小会儿更佳。

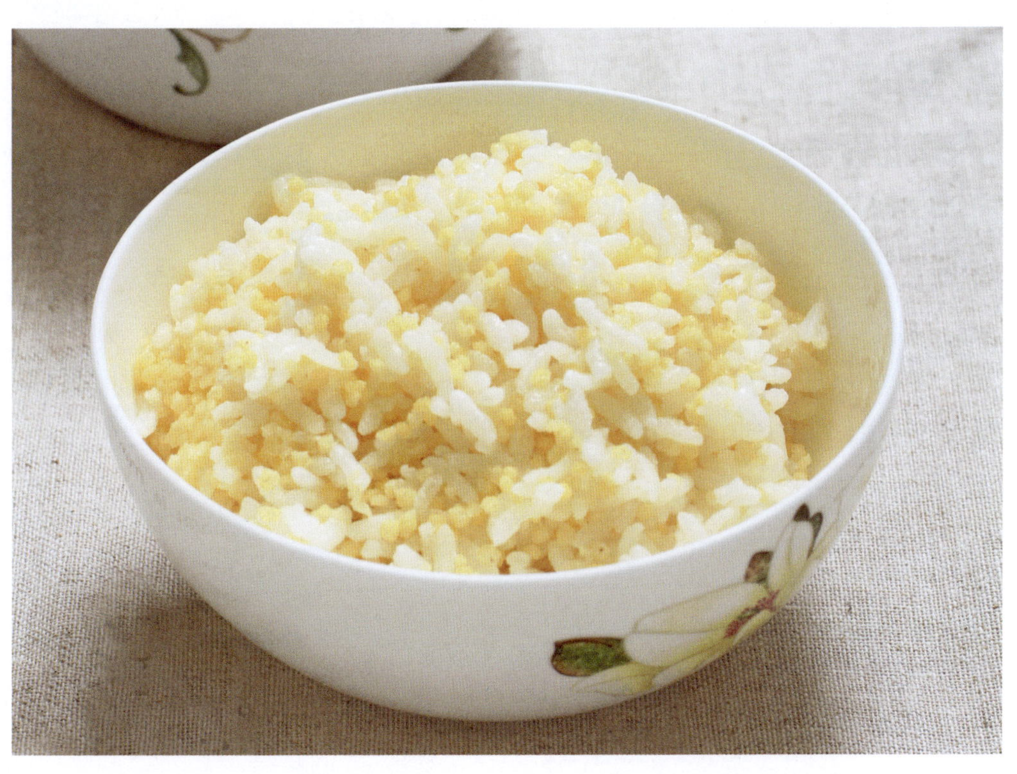

黑米

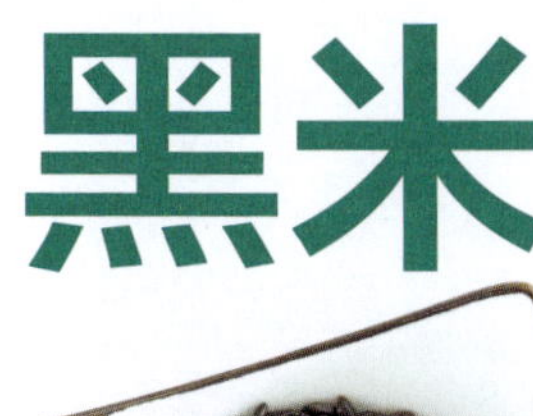

延缓小肠对糖类的吸收

食物血糖生成指数	推荐用量
42 低	每日 50 克为宜
热　量	**控糖营养素**
341 千卡	膳食纤维

为什么适宜吃

提高胰岛素的利用率

黑米含有丰富的膳食纤维，可提高胰岛素的利用率，延缓小肠对糖类与脂肪的吸收，控制餐后血糖的上升速度。

人群须知

推荐人群： 糖尿病、心脑血管病患者；贫血、白发患者；有腰膝酸软、夜盲耳鸣等症的患者；孕妇、产妇。

慎食人群： 消化功能较弱者。

营养师支招

黑米含有水溶性维生素，所以淘洗干净即可，淘洗次数不要过多。

营养巧搭配

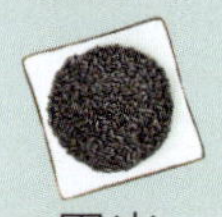
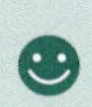
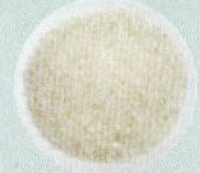

黑米　　大米

可防止餐后血糖急剧上升，平稳血糖

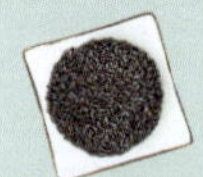

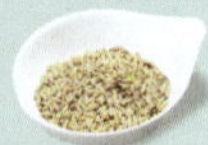

黑米　　燕麦

具有降胆固醇、延缓衰老、美白肌肤的功效

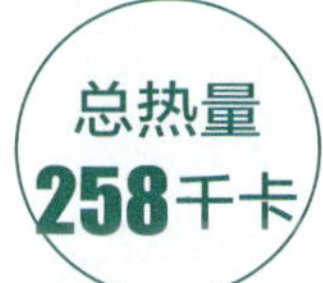

糖类
56.7 克

蛋白质
6.3 克

脂肪
1.1 克

黑白二米饭 1人份

材料 大米 50 克，黑米 25 克。

做法

1 黑米洗净，浸泡 4 小时；大米洗净，浸泡半小时。

2 将黑米和大米一起放入电饭锅中，加入适量清水，按下“煮饭”键，跳键后即可食用。

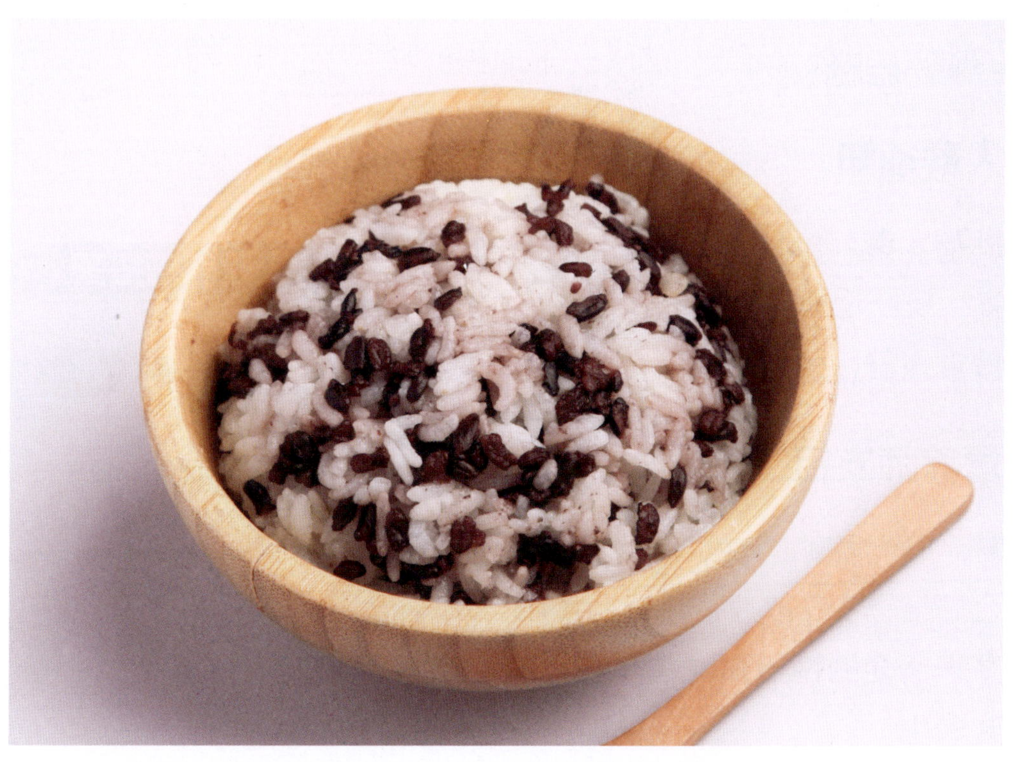

薏米

抑制胰岛 β 细胞受损

热量	控糖营养素
361 千卡	薏苡仁酯、膳食纤维

推荐用量

每日 50 克为宜

为什么适宜吃

抑制氧自由基对胰岛β细胞的损伤

薏米含有的薏苡仁酯有控糖作用，可抑制氧自由基对胰岛 β 细胞的损伤。此外，薏米中的膳食纤维也可延缓餐后血糖上升。

人群须知

推荐人群： 癌症患者；糖尿病、高血压患者；皮肤粗糙者。

慎食人群： 大便燥结者；遗精、遗尿者。

营养师支招

薏米有一定的防癌抗癌食疗效果，特别适合癌症患者在放疗、化疗后食用。

薏米所含的糖类黏性较高，一次吃太多不易消化。

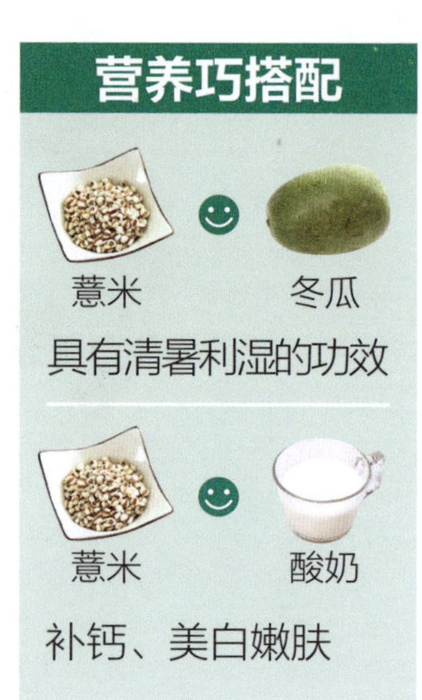

总热量
352千卡

糖类
62.6克

蛋白质
13.8克

脂肪
5.7克

草莓薏仁酸奶 2人份

材料 鲜草莓100克，薏米50克，原味酸奶200克。

做法

1 薏米洗净，用清水浸泡2小时，然后放入锅中煮至软烂，捞出，凉凉；草莓洗净去蒂，切小块。

2 将薏米、草莓块、酸奶一起放入搅拌机中，搅拌均匀即可。

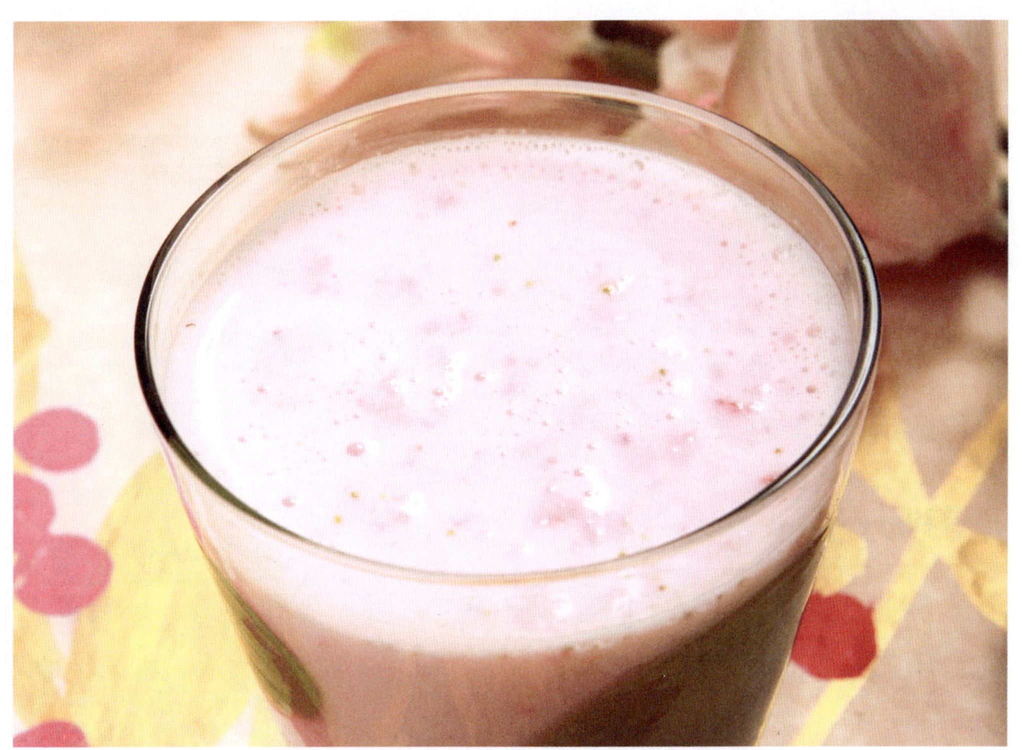

玉米

胰岛素的加强剂

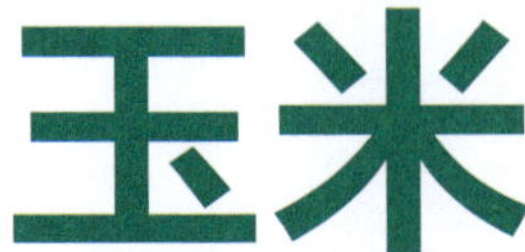

食物血糖生成指数	推荐用量
55 中	玉米面每日50~100 克为宜 玉米每日 1 根为宜
热　量	**控糖营养素**
112 千卡	镁、铬、谷胱甘肽

为什么适宜吃

调节胰岛素分泌

玉米中所含有的镁、铬、谷胱甘肽等具有调节胰岛素分泌的功效，有预防糖尿病的作用。

人群须知

推荐人群： 糖尿病、高血压、血脂异常、冠心病患者；癌症患者；慢性肾炎水肿患者；中老年人。

慎食人群： 胃肠功能较弱者。

营养师支招

玉米的胚尖含有丰富的不饱和脂肪酸，因此食用时应把胚尖全部吃掉。

营养巧搭配

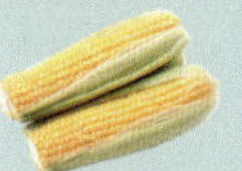

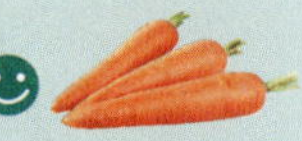

玉米　胡萝卜

可降低糖尿病并发心脑血管疾病的发病率

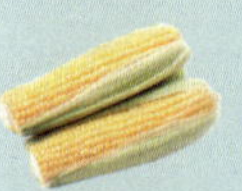

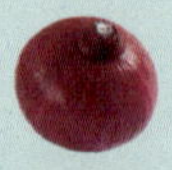

玉米　洋葱

具有生津止渴、控糖降脂的作用

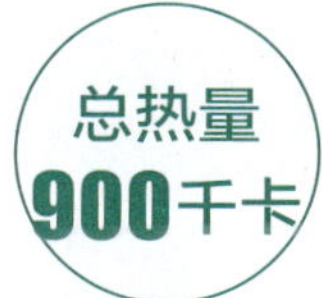

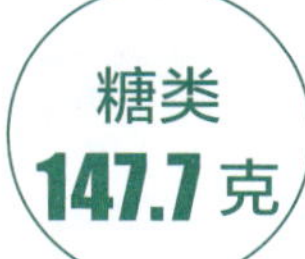

蛋白质
40.9克

脂肪
17.6克

蔬菜玉米饼 2人份

材料 鲜玉米粒200克，鸡蛋1个，面粉150克，韭菜、胡萝卜各50克。

调料 葱段、盐各适量。

做法

1 韭菜洗净，切段；胡萝卜洗净，切丝；玉米粒煮熟；面粉加温水、鸡蛋，调成面糊，放入韭菜段、胡萝卜丝、玉米粒、葱段、盐搅拌均匀。

2 锅内倒油烧热，将面糊舀出平摊在锅中，煎至两面金黄色，盛出切块即可。

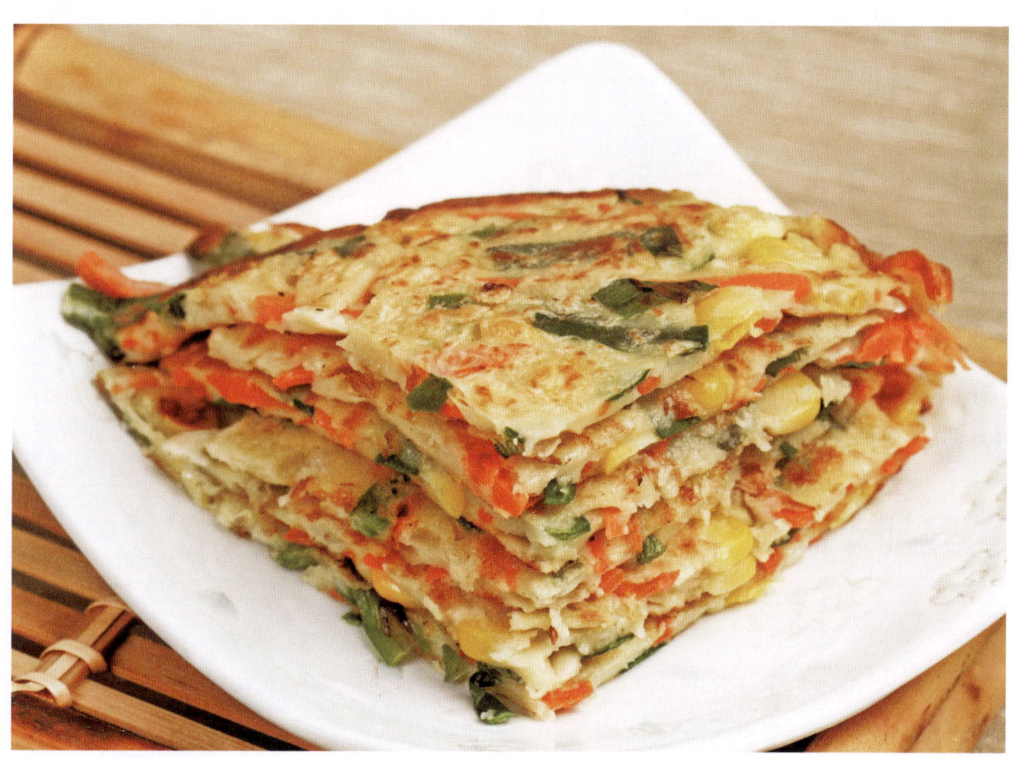

燕麦

使餐后血糖保持稳定

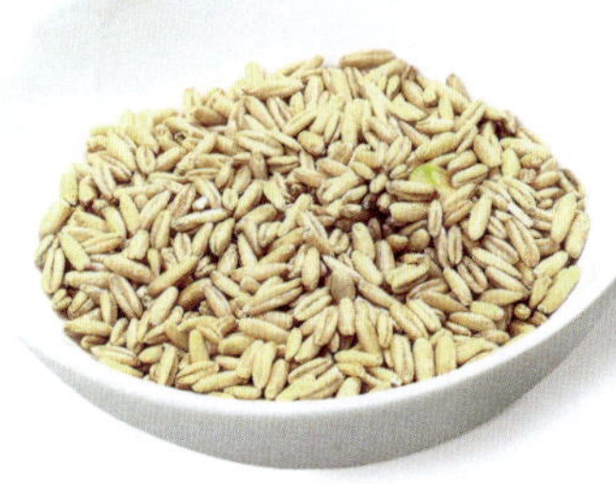

食物血糖生成指数	推荐用量
55 中（麸）	每日 40 克为宜
热　　量	**控糖营养素**
338 千卡	膳食纤维

为什么适宜吃

延缓对糖类的吸收

燕麦中的水溶性膳食纤维能延缓小肠对糖类与脂肪的吸收，促进胃排空，使餐后血糖保持稳定。

人群须知

推荐人群： 老年人；脂肪肝、糖尿病、高血压、血脂异常、动脉硬化患者；体虚自汗、多汗、盗汗者。

慎食人群： 消化功能不良者。

营养师支招

燕麦一次食用不宜过多，否则易造成胃胀气。燕麦最好选择没有加工过的，这样能最大限度地保留其营养成分。

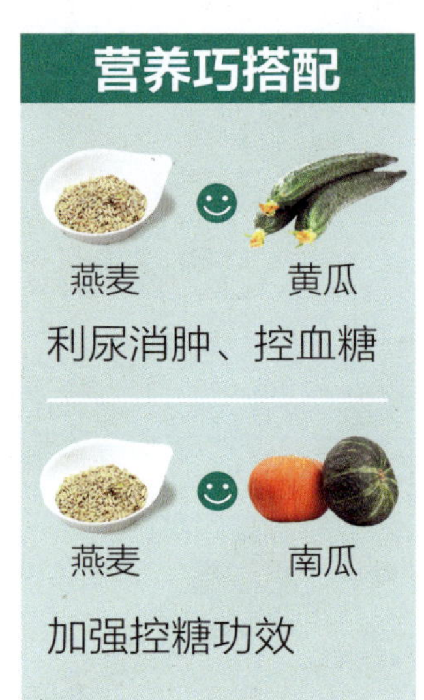

总热量
255千卡

糖类
49.3克

蛋白质
6.9克

脂肪
4.3克

凉拌燕麦面 1人份

材料 燕麦粉60克，黄瓜100克。

调料 盐2克，香菜碎、蒜末各适量，香油少许。

做法

1 燕麦粉加适量水和成光滑的面团，醒20分钟后擀成薄面片，将面片切成细条后蘸干燕麦粉抓匀、抖开即成手擀面。

2 将燕麦手擀面煮熟，捞出过凉；黄瓜洗净，切丝。

3 将黄瓜丝放在煮好的面上，加入盐、香菜碎、蒜末、香油调味即可。

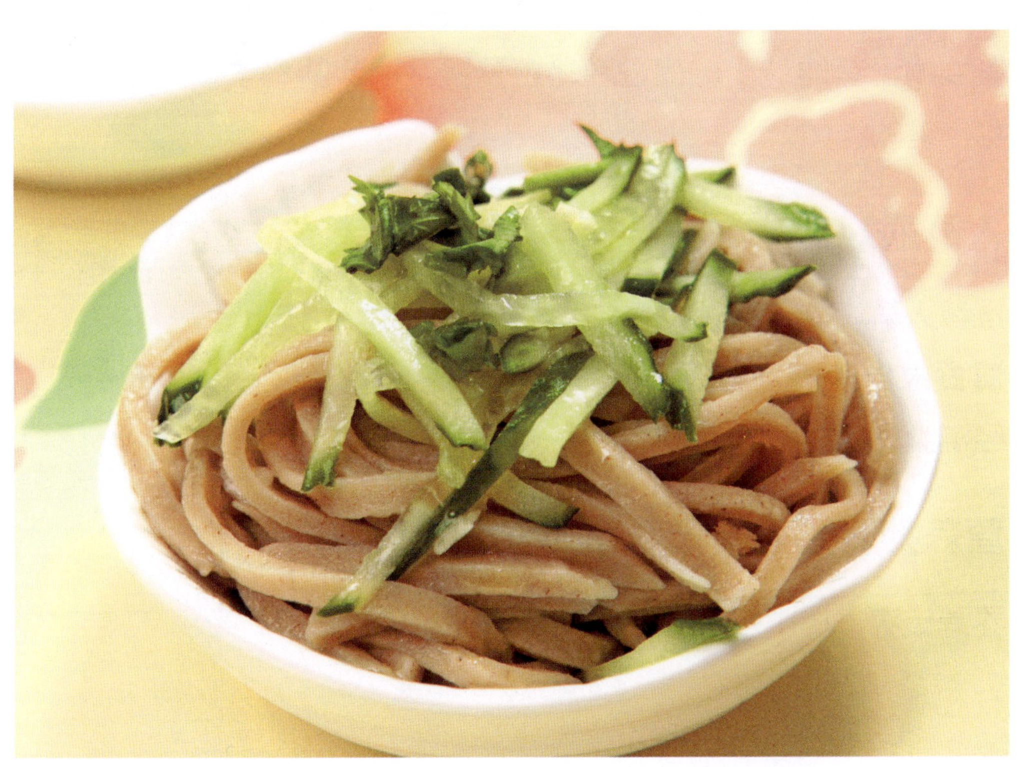

荞麦

调节胰岛素活性

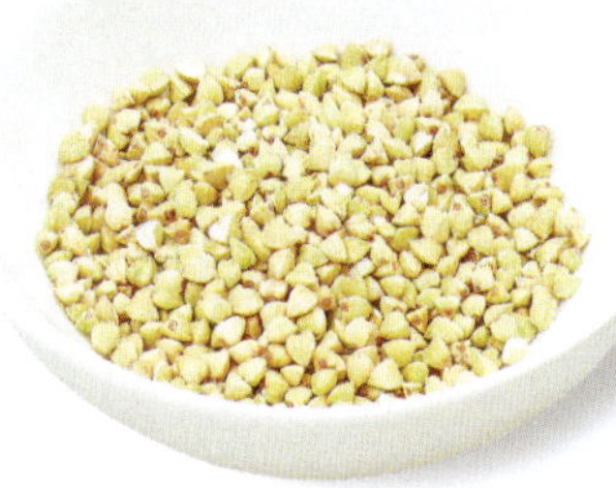

食物血糖生成指数	推荐用量
54 低	每日 40 克为宜
热　　量	**控糖营养素**
337 千卡	铬、芦丁

为什么适宜吃

增强胰岛素的活性

荞麦中的铬能增强胰岛素的活性，是重要的血糖调节剂。此外，荞麦中含有的芦丁能促进胰岛素分泌，调节胰岛素活性，具有平稳血糖的作用。

人群须知

推荐人群： 中老年人；便秘者。

慎食人群： 脾胃虚寒、消化功能差者；经常腹泻者。

营养巧搭配

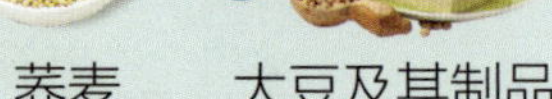

荞麦　☺　大豆及其制品

补充优质蛋白质、平稳血糖

营养师支招

荞麦一次食用不宜过多，否则易造成消化不良。

总热量
854千卡

糖类
116.1克

蛋白质
48.7克

脂肪
26.5克

荞麦面煎饼 2人份

材料 荞麦面150克，鸡蛋1个，豆腐丝100克，柿子椒50克。

调料 盐、酱油各适量。

做法

1 荞麦面中加入打散的鸡蛋、少许盐，先和成硬面团，再分次加水，搅拌成糊状；柿子椒洗净，去蒂，切丝；豆腐丝洗净，切段。

2 平底锅倒油烧热，倒入适量面糊煎熟，出锅。

3 将柿子椒丝和豆腐丝加盐、酱油炒熟，卷入煎饼中即可。

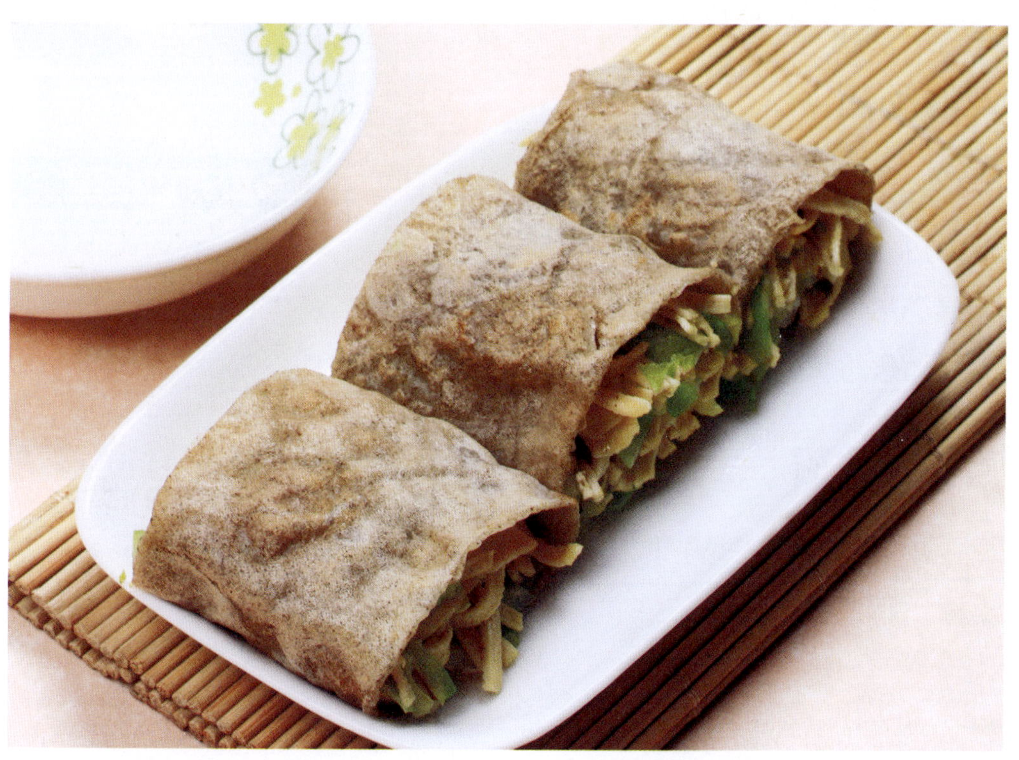

黄豆

平稳血糖、改善糖耐量

食物血糖生成指数	推荐用量
18 低	每日 30~40 克为宜
热　　量	控糖营养素
390 千卡	大豆异黄酮

为什么适宜吃

平稳血糖、改善糖耐量

黄豆中的大豆异黄酮具有平稳血糖、改善糖耐量的作用。

人群须知

推荐人群： 更年期女性；糖尿病和心血管病患者；脑力工作者；肥胖者。

慎食人群： 易腹泻、易胀气者；痛风患者；消化性溃疡患者。

营养师支招

黄豆中含有胰蛋白酶抑制剂，生食易发生头晕、呕吐等症状。

营养巧搭配

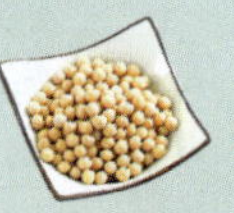
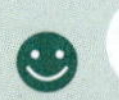
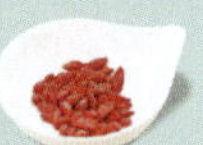

黄豆　枸杞子

有助于补充铁元素

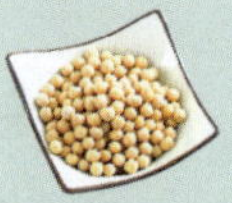

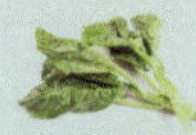

黄豆　芥蓝

缓解更年期综合征，预防糖尿病并发血脂异常

总热量
339千卡

糖类
30.8克

蛋白质
28.8克

脂肪
15.3克

芥蓝炒黄豆 2人份

材料 芥蓝 250 克，黄豆 60 克。

调料 葱花、蒜片、醋各 5 克，盐 2 克。

做法

1 黄豆洗净，浸泡一夜，煮熟；芥蓝洗净，入沸水中焯一下，捞出切小段。

2 锅置火上，加入植物油烧至六成热，放入葱花、蒜片爆香，再将芥蓝段、黄豆放入锅中炒熟，加入盐、醋调味即可。

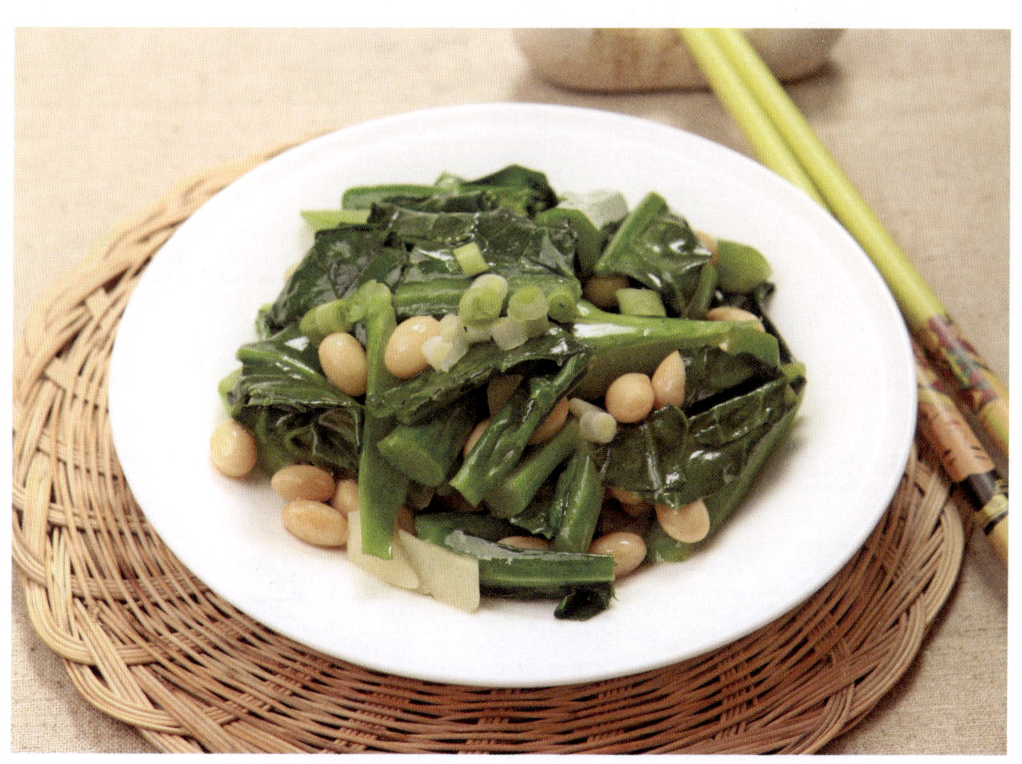

黑豆

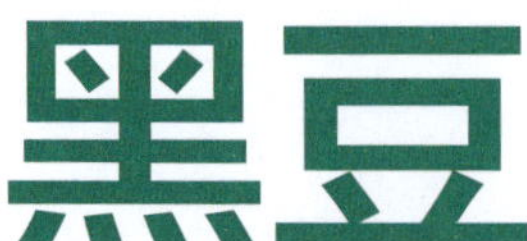

增强胰腺功能

热　量	控糖营养素
401 千卡	铬

推荐用量

每日 30~40 克为宜

为什么适宜吃

提高对胰岛素的敏感性

黑豆含有丰富的铬，铬能帮助糖尿病患者提高对胰岛素的敏感性，有助于糖尿病的调理。

人群须知

推荐人群：水肿者；缺钙者；体虚者；老年肾虚耳聋者。

慎食人群：痛风患者；肾病患者。

营养师支招

饮用黑豆茶是不错的控糖方法。沸水锅中放入 10 克黑豆煮 5 分钟，凉至温热即可。

营养巧搭配
黑豆
山药
具有良好的补肾效果
黑豆
芹菜
利尿消肿、通便调脂

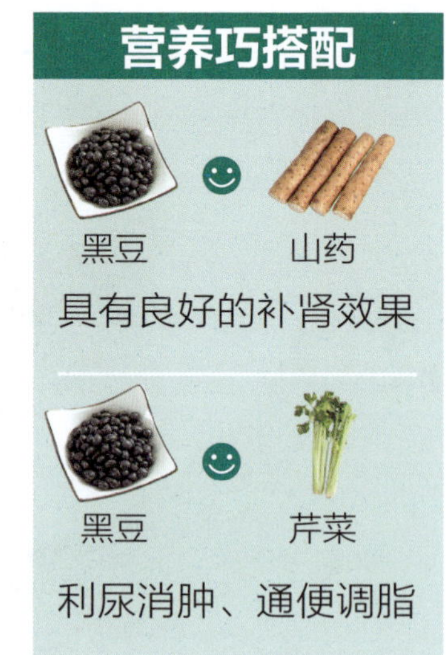

凉拌黑豆 2人份

总热量
363千卡

糖类
31.3克

蛋白质
30.6克

脂肪
15.1克

材料 黑豆80克，芹菜100克，红彩椒50克。

调料 盐3克，香油2克，大料、干辣椒、花椒、肉桂、陈皮各适量。

做法

1 黑豆洗净，用清水浸泡8小时；芹菜洗净，切丁，焯烫；红彩椒去蒂洗净，切丁。

2 锅内放水，加入盐、大料、干辣椒、花椒、肉桂、陈皮煮开，放入黑豆煮熟，捞出。

3 芹菜丁、红彩椒丁、黑豆中加盐、香油，拌匀即可。

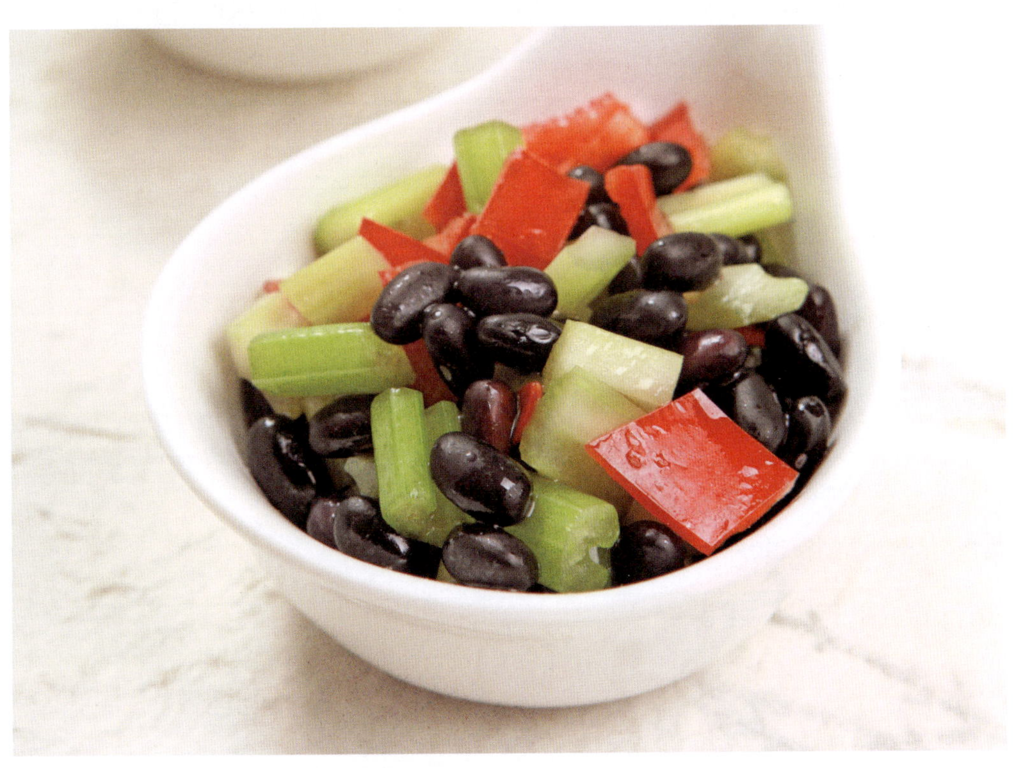

红豆

延缓餐后血糖上升速度

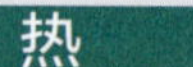

热　　量	控糖营养素
324 千卡	膳食纤维、钾、B 族维生素

推荐用量

每日 40 克为宜

为什么适宜吃

延缓餐后葡萄糖的吸收

红豆所含可溶性膳食纤维可延缓餐后血糖上升速度。且红豆富含钾、B 族维生素，有助于调节代谢。

人群须知

推荐人群： 哺乳期女性；水肿者。

慎食人群： 阴虚而无湿热者；小便清长者；尿频者。

营养师支招

中药中有一味红豆，也叫相思子，与食材红豆外形相似，误食会引起中毒，因此在食用时切不可混淆。

营养巧搭配

红豆 ☺ 山楂

具有降脂减肥、健脾祛湿的功效

总热量
732千卡

糖类
144.7克

蛋白质
42.4克

脂肪
1.8克

红豆绿豆山楂粥 3人份

材料 红豆、绿豆各100克，山楂50克，红枣10克。

做法

1 红豆、绿豆洗净，用冷水泡4小时，捞出备用；红枣洗净；山楂洗净，去核。

2 将所有材料一起放入锅中，加入适量冷水，大火烧开，转小火煮至豆熟烂即可。

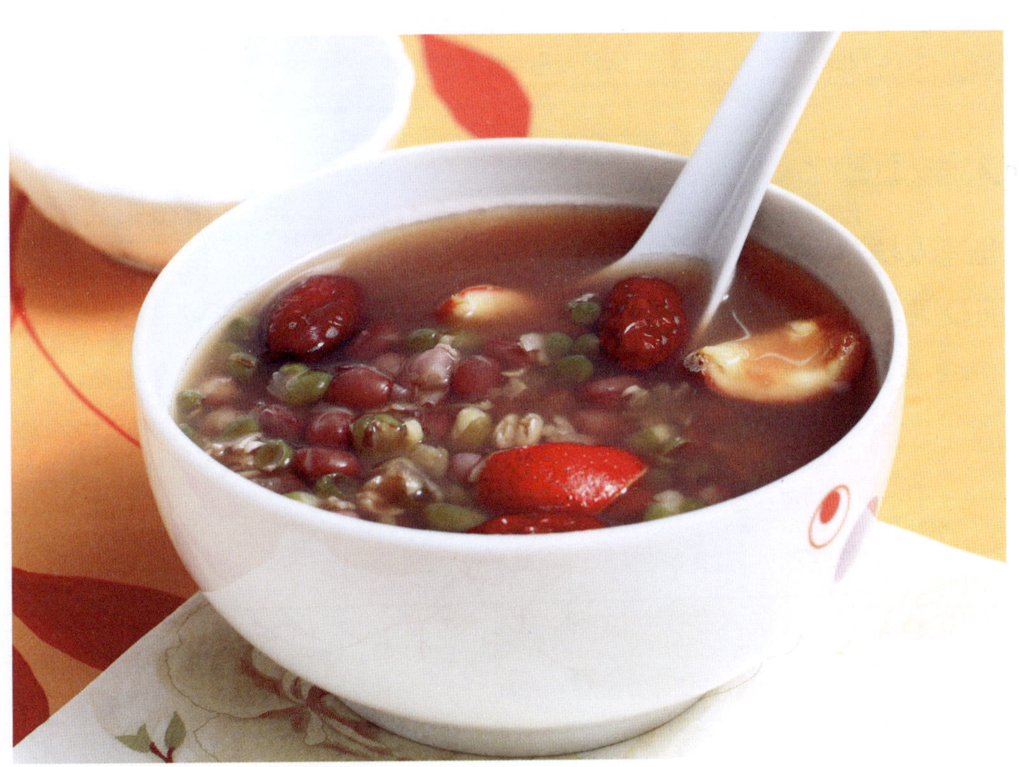

绿豆

辅助治疗肥胖和糖尿病

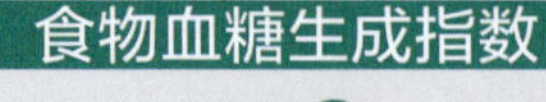

食物血糖生成指数	推荐用量
27 低	每日 40 克为宜
热　　量	**控糖营养素**
329 千卡	镁、膳食纤维

为什么适宜吃

延缓血糖上升

绿豆含有镁、膳食纤维等，有助于调节糖尿病患者的血糖水平，对水肿型肥胖患者也有一定食疗作用。

人群须知

推荐人群： 热性体质者；易患疮毒者；在有毒环境下工作者。

慎食人群： 脾胃虚寒者；泄泻者；正在服中药者。

营养师支招

将绿豆洗净，放入保温瓶中，倒入开水浸泡 3 ～ 4 小时，再下锅煮，更容易将绿豆煮烂。

营养巧搭配

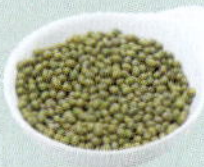
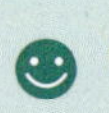
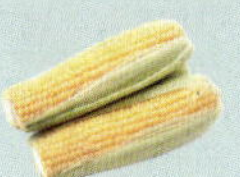

绿豆　玉米

具有平稳血糖的功效

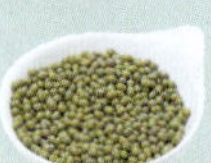

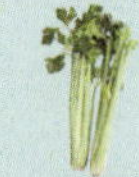

绿豆　芹菜

有助于控糖降压、利水消肿

总热量
410千卡

糖类
87.0 克

蛋白质
15.2 克

脂肪
1.3 克

玉米绿豆饭 2人份

材料 绿豆、玉米糙、大米各 40 克。

做法

1 绿豆、玉米糙、大米分别淘洗干净；大米浸泡 20 分钟；玉米糙浸泡 4 小时；绿豆浸泡一晚，用蒸锅蒸熟，待用。

2 用电饭锅做米饭，可先将浸泡好的玉米糙入锅煮开约 15 分钟，加入大米、绿豆做成米饭。如用高压锅可一同下锅，做成米饭即可。

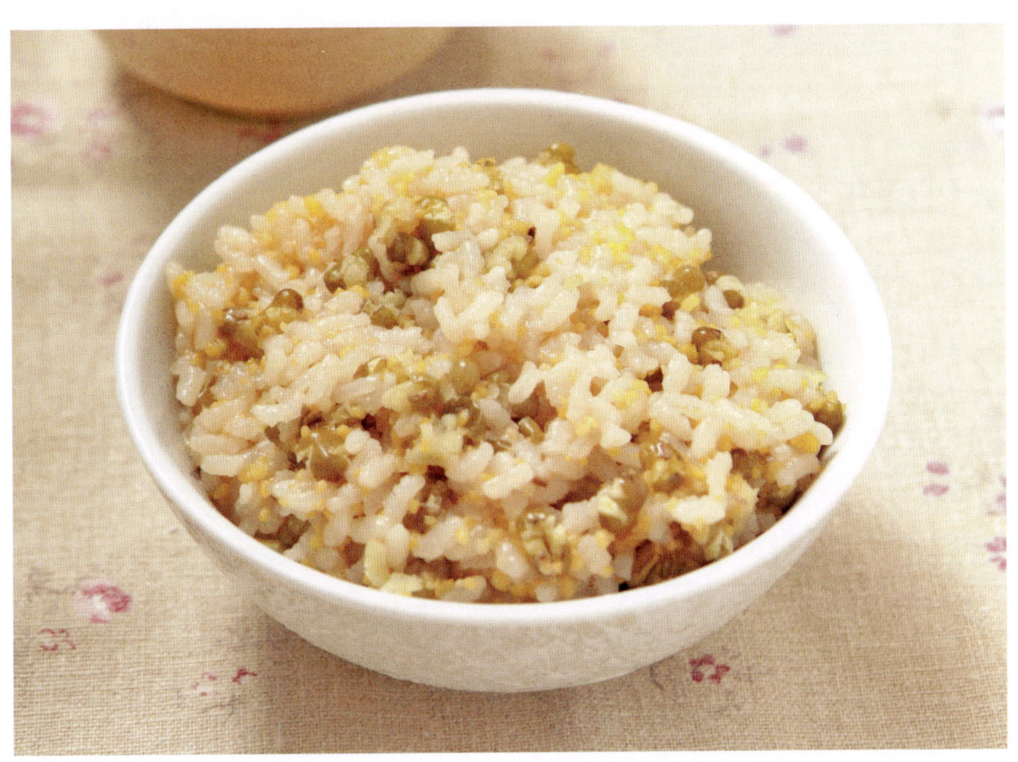

蔬菜类

大白菜

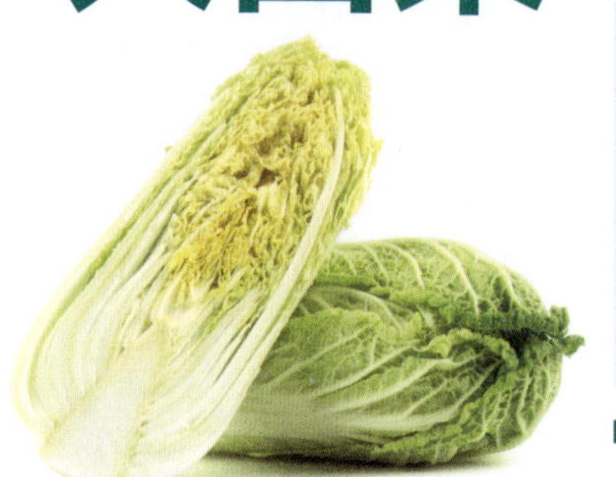

提高胰岛素的敏感性

热　　量	控糖营养素
20 千卡	膳食纤维

推荐用量

每日 100~150 克为宜

为什么适宜吃

提高胰岛素的敏感性

大白菜含有丰富的膳食纤维，不仅能够促进胃肠蠕动，还可提高胰岛素受体的敏感性，有助于控制餐后血糖。

人群须知

推荐人群：肺热咳嗽者；便秘者；肾病患者。

慎食人群：胃寒腹痛者；大便溏泻者；寒痢者。

营养师支招

不要经常吃隔夜的熟白菜，否则所含亚硝酸盐在人体内会转化为致癌物亚硝胺。

营养巧搭配

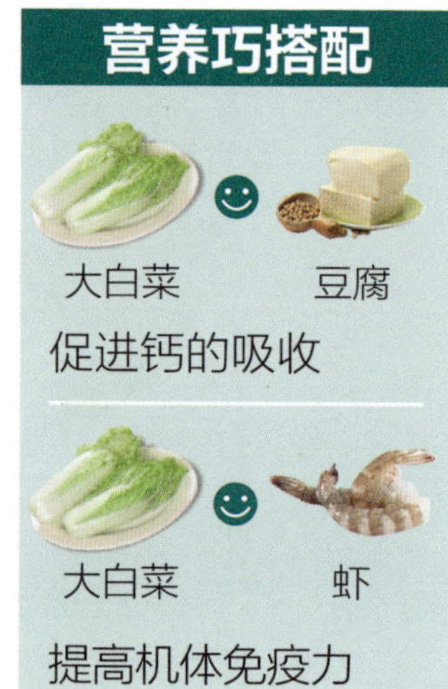

总热量
179千卡

糖类
11.1克

蛋白质
10.2克

脂肪
11.0克

豆腐干炒大白菜 1人份

材料 大白菜150克，豆腐干50克，水发木耳20克。

调料 葱花、蒜末各适量，盐2克。

做法

1 大白菜择洗干净，切片；豆腐干洗净，切丁；木耳择洗干净，撕小朵。

2 锅置火上，倒入植物油烧至七成热，加葱花炒香，放入豆腐干丁和木耳翻炒均匀。

3 倒入大白菜片烧熟，用蒜末、盐调味即可。

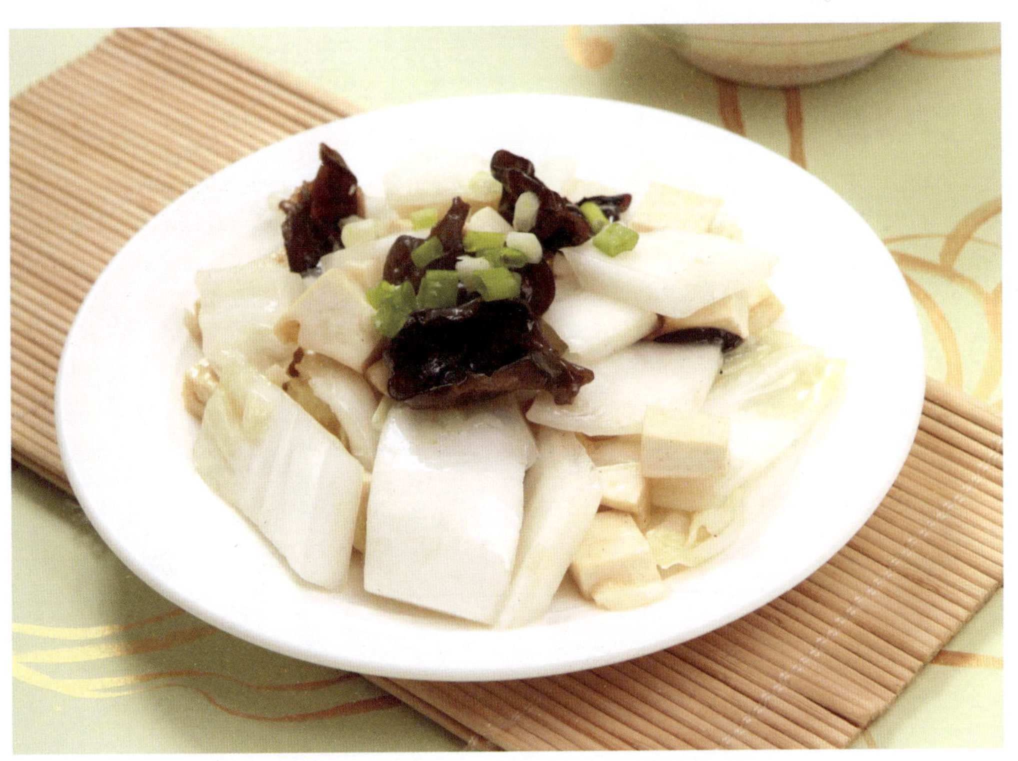

生菜

减缓餐后血糖升高

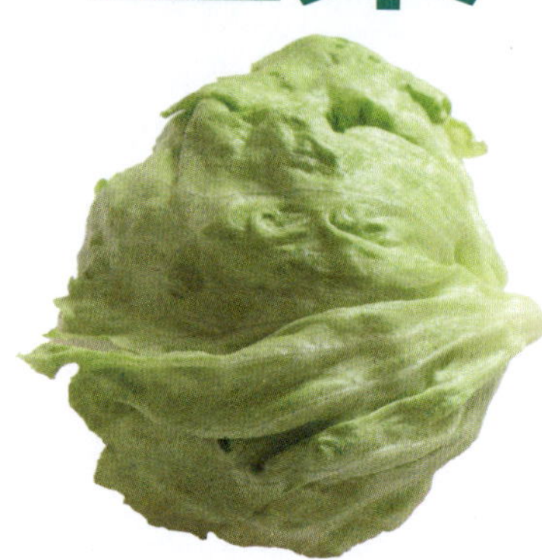

热　量

16 千卡

推荐用量

每日 100~150 克为宜

控糖营养素

钾、钙、铁、膳食纤维

为什么适宜吃

减缓餐后血糖升高

生菜富含钾、钙、铁等矿物质，可控血糖、减缓餐后血糖升高。其所含的膳食纤维有助于减少胰岛素的用量。

人群须知

推荐人群：便秘者；糖尿病、高血压、血脂异常患者；肥胖者。

慎食人群：胃寒、尿频者。

营养师支招

生菜生食或简单焯水拌食，可最大限度吸收其营养成分。

营养巧搭配

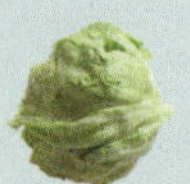

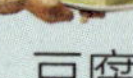

生菜　豆腐

具有美白肌肤、降脂减肥的功效

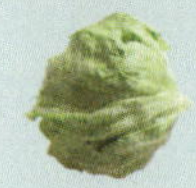
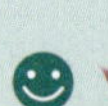
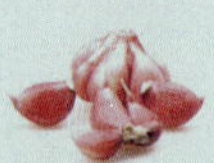

生菜　大蒜

有助于糖尿病患者控制病情

总热量
33 千卡

糖类
3.2 克

蛋白质
2.1 克

脂肪
0.6 克

凉拌生菜 1人份

材料 圆生菜150克。

调料 葱花、蒜末各5克，盐、香油各1克。

做法

1 生菜分片，洗净，沥干水分。

2 将洗好的生菜放入大碗中，加入盐、葱花、蒜末、香油拌匀即可。

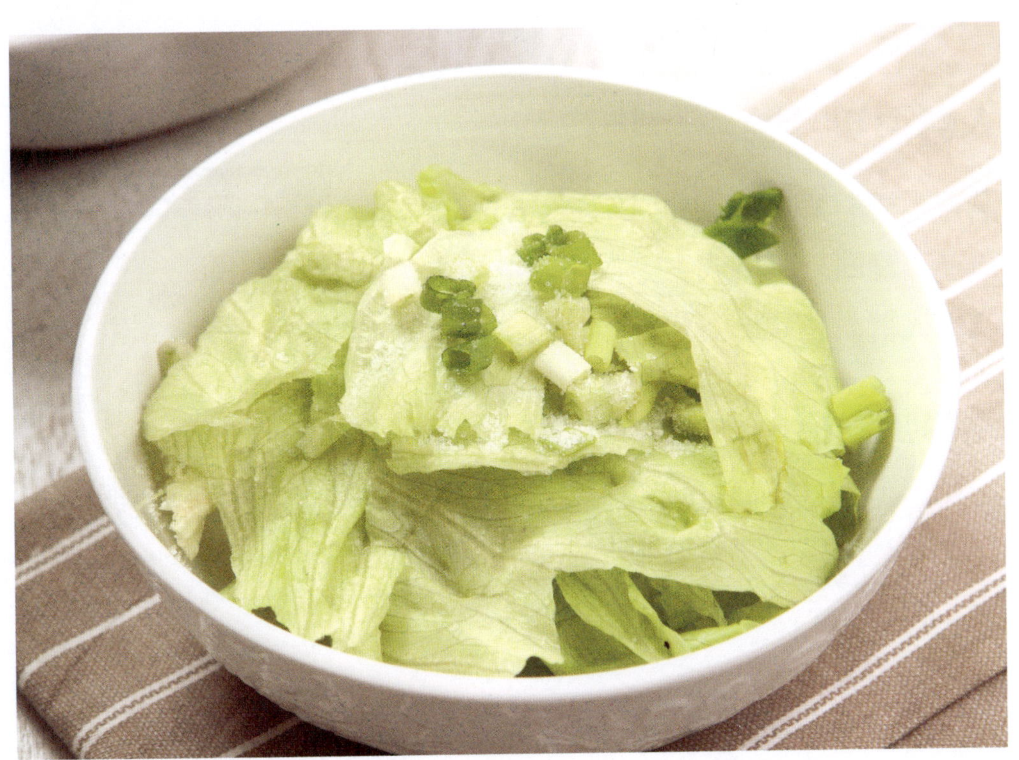

菠菜

保持血糖稳定

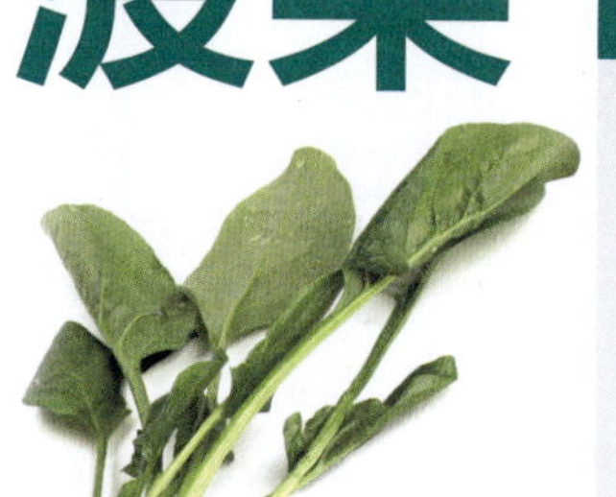

热　量	控糖营养素
28 千卡	皂苷、膳食纤维
推荐用量	
每日 100 克为宜	

为什么适宜吃

刺激胰腺分泌胰岛素，保持血糖稳定

菠菜中含皂苷，能刺激胰腺分泌胰岛素，使血糖保持稳定；其所含的膳食纤维可以减缓糖分和脂肪吸收，减轻胰腺负担。

人群须知

推荐人群： 高血压、糖尿病患者；痔疮便血者；贫血及坏血病患者；夜盲症患者。

慎食人群： 肾炎和肾结石患者。

营养师支招

菠菜宜焯水，可去除大部分草酸。

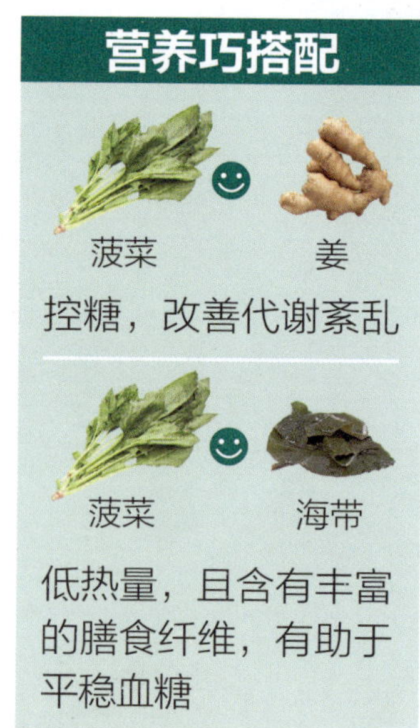

总热量
110千卡

糖类
12.2 克

蛋白质
7.0 克

脂肪
4.6 克

菠菜塔 2人份

材料 菠菜 200 克，熟白芝麻 10 克。

调料 姜泥 5 克，醋 10 克，盐 2 克。

做法

1 菠菜洗净，在沸水中焯烫一下，切段，捞出沥干。

2 将菠菜段放入碗中，放入盐、醋拌匀，然后压紧倒扣入盘中，再用姜泥和白芝麻装饰即可。

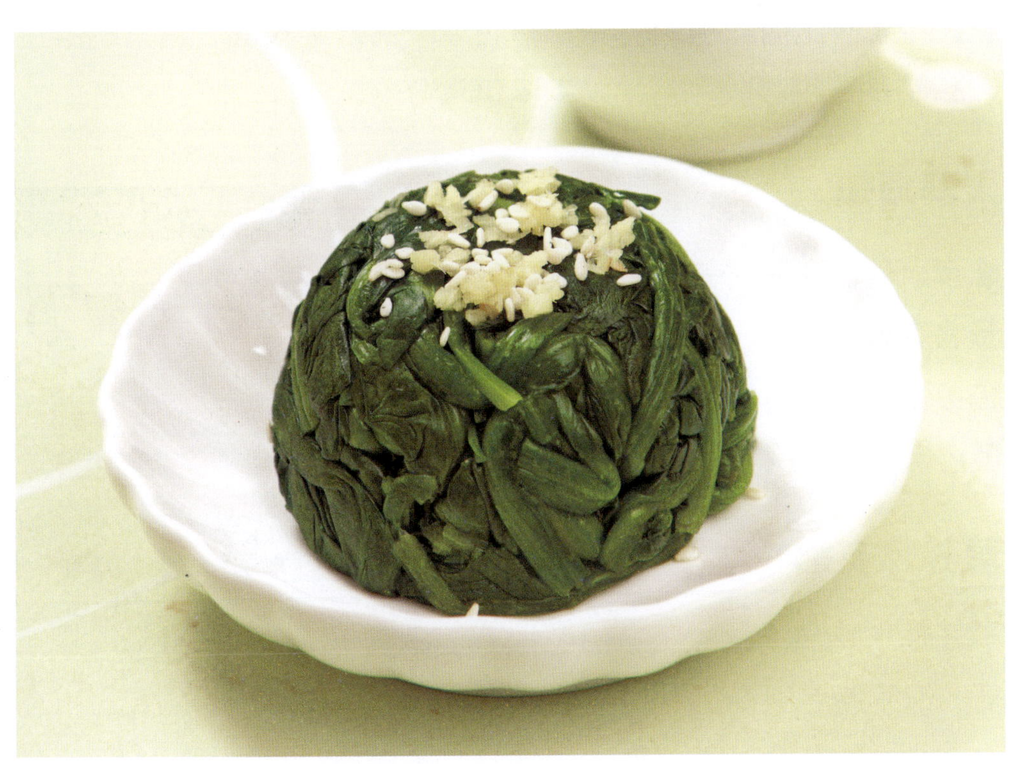

油菜

控糖，补钙

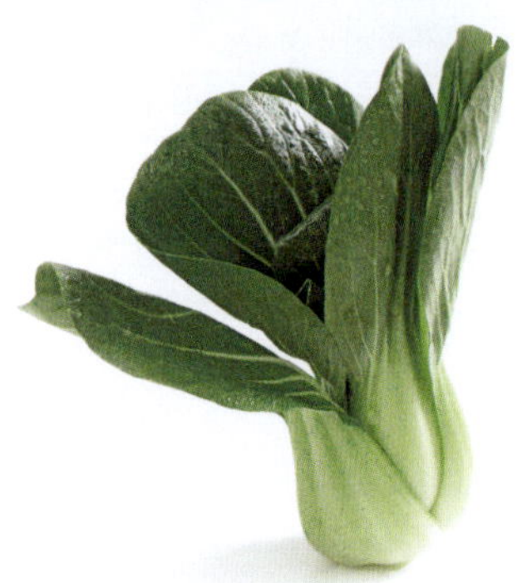

热　量	控糖营养素
14 千卡	维生素 C、钙
推荐用量	
每日 100 克为宜	

为什么适宜吃

提高机体组织对胰岛素的敏感性

油菜含有丰富的维生素 C，能够提高机体组织对胰岛素的敏感性，有助于血糖的稳定。此外，油菜中钙含量较高，含有的维生素 K 有助于钙吸收，帮助胰岛素正常分泌。

人群须知

推荐人群： 血脂异常、糖尿病患者；口腔溃疡患者；牙龈出血、牙齿松动者；癌症患者。

慎食人群： 眼疾患者；腹泻患者。

营养师支招

不要经常吃隔夜熟油菜，以免摄入亚硝酸盐，诱发癌症。

营养巧搭配

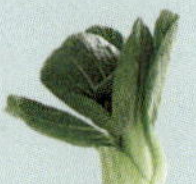

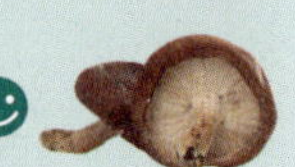

油菜　香菇

能为糖尿病患者补充蛋白质和维生素

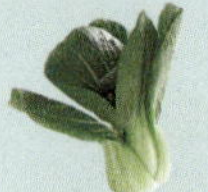

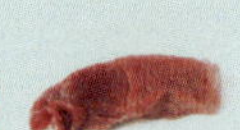

油菜　猪肉

荤素搭配，营养更合理，可健脾补虚

总热量
212 千卡

糖类
4.7 克

蛋白质
22.9 克

脂肪
11.6 克

油菜炒肉片 2人份

材料 油菜 200 克，猪瘦肉 100 克。

调料 蒜片、生抽各 5 克，盐 2 克。

做法

1 油菜去蒂，洗净；猪瘦肉冲洗一下，切片，放入冷水锅中煮熟。

2 锅置火上，倒入植物油烧至六成热，放入蒜片爆香，放入肉片，倒入生抽，翻炒片刻，放入油菜继续翻炒，最后加入盐调味即可。

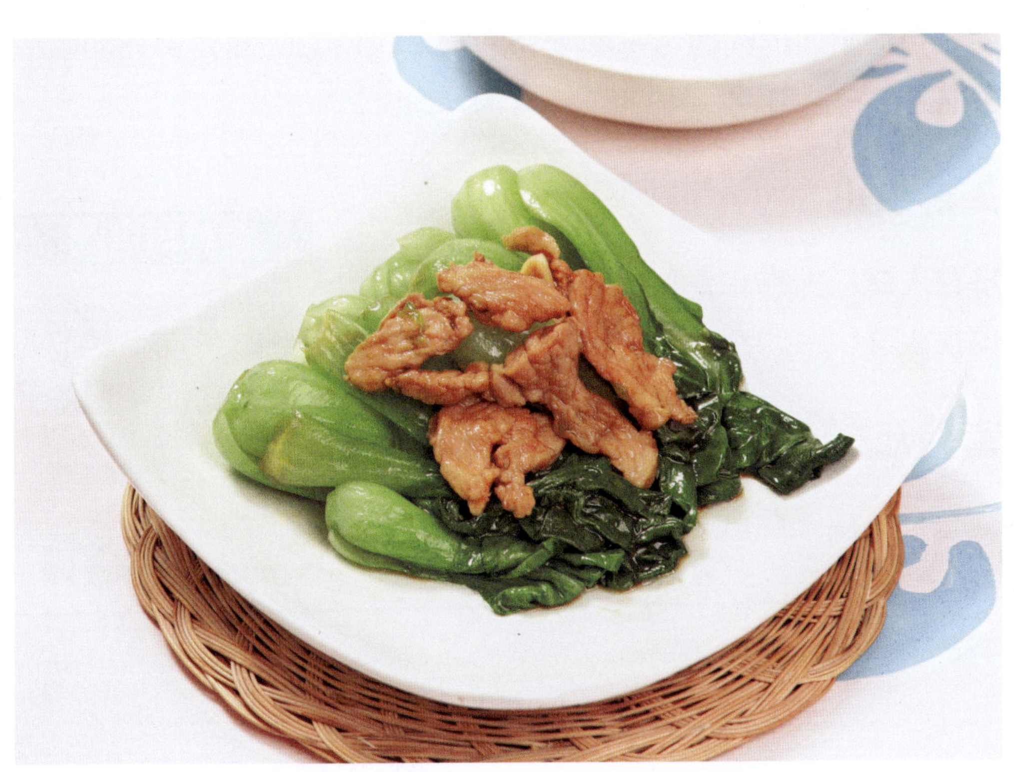

空心菜

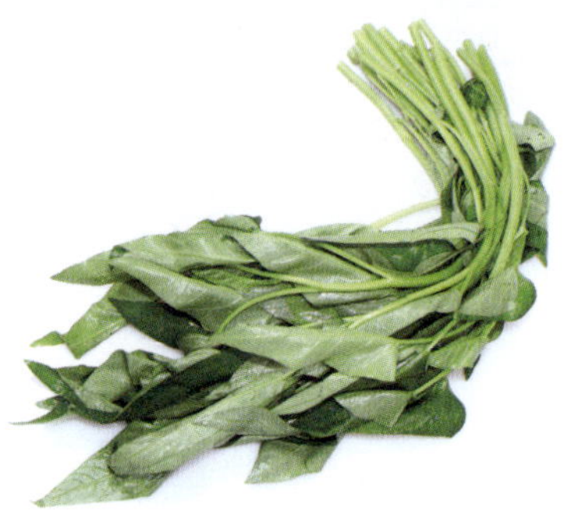

改善 2 型糖尿病的症状

热　量	控糖营养素
19 千卡	膳食纤维

推荐用量

每日 100~150 克为宜

为什么适宜吃

刺激胰腺分泌胰岛素，使血糖保持稳定

空心菜含有丰富的膳食纤维，可降低胰岛素需要量，控制餐后血糖；其含有的植物胰岛素能够辅助调控血糖，改善 2 型糖尿病的症状。

人群须知

推荐人群：大便干结者；肥胖的中老年人。

慎食人群：尿频者；大便溏泄者。

营养师支招

空心菜捣成汁后可解食物中毒，外用可起到消肿、去毒火的作用。

营养巧搭配

空心菜 + 大蒜

辅助调控血糖

空心菜 + 柿子椒

具有降压、解毒、消肿的作用

总热量
92千卡

糖类
10.0克

蛋白质
5.5克

脂肪
5.5克

蒜香空心菜 2人份

材料 空心菜250克。

调料 蒜末8克，盐2克。

做法

1 空心菜择去根、茎和老叶，洗净，放入沸水中焯一下，沥干水分。

2 锅置火上，倒入植物油烧至六成热，下入蒜末爆香，放入空心菜大火翻炒，放盐调味即可。

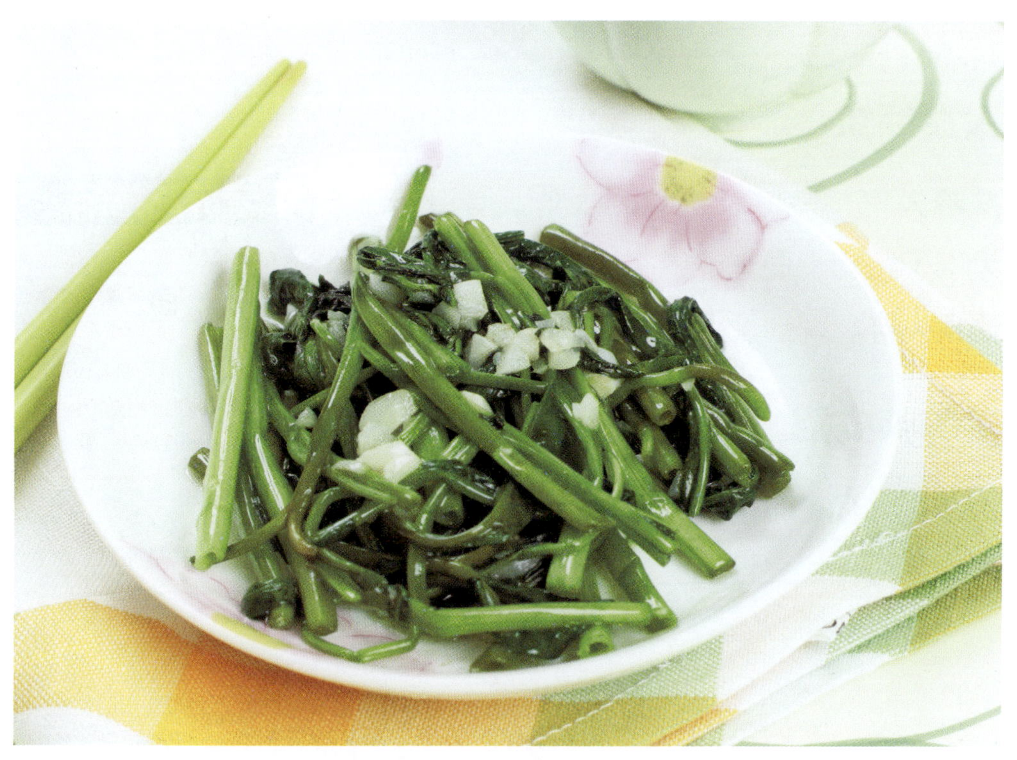

苋菜

预防糖尿病并发心脑血管病

热　　量	控糖营养素
30 千卡	镁

推荐用量

每日 100 克为宜

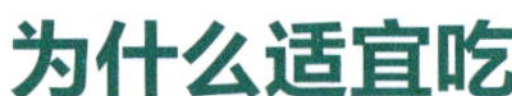

为什么适宜吃

改善糖耐量

苋菜含有的镁能够改善糖耐量，从而减少胰岛素的用量，对维持血糖稳定有益。

人群须知

推荐人群：食欲缺乏者；血脂异常患者；大便干结和小便赤涩者。

慎食人群：脾虚便溏或慢性腹泻者。

营养师支招

过敏性体质的人食用苋菜后经日光照射有可能患植物日光性皮炎，需多加注意。

营养巧搭配

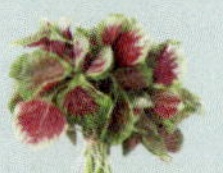

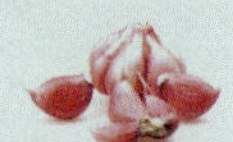

苋菜　大蒜

味道更佳，有助于控糖减脂

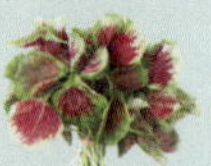

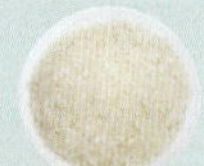

苋菜　大米

营养更均衡，有利于控血糖

总热量
57千卡

糖类
5.0克

蛋白质
2.8克

脂肪
3.3克

蒜香苋菜 1人份

材料 苋菜100克。

调料 蒜末15克，盐适量。

做法

1 苋菜择洗干净。

2 锅置火上，倒入适量植物油，待油烧至七成热，加蒜末炒香，放入苋菜翻炒至熟，用盐调味即可。

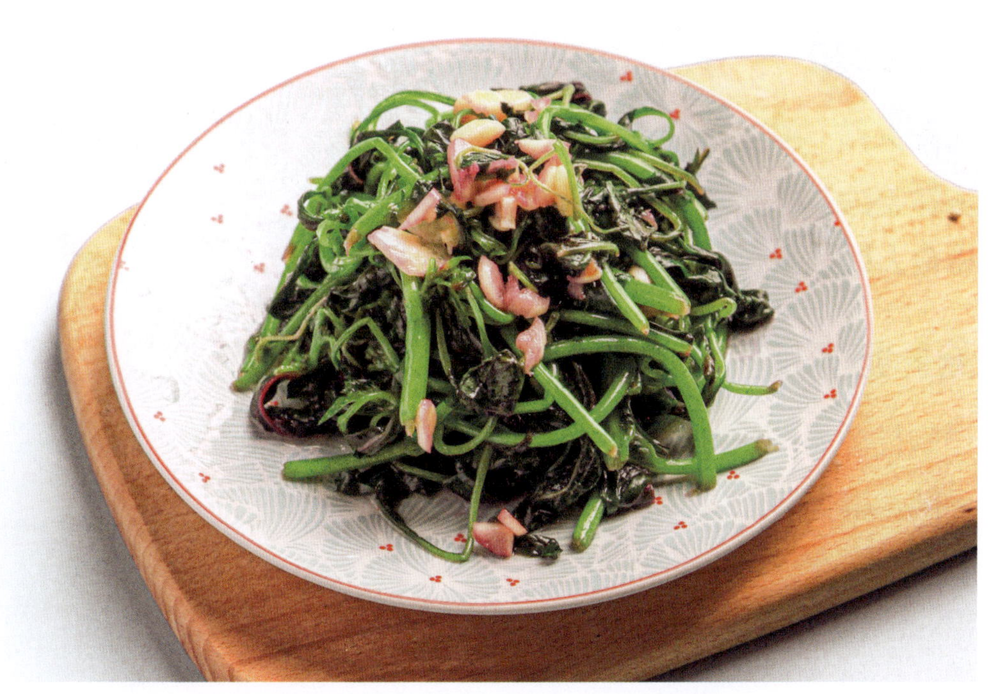

荠菜

促进胰岛素的正常分泌

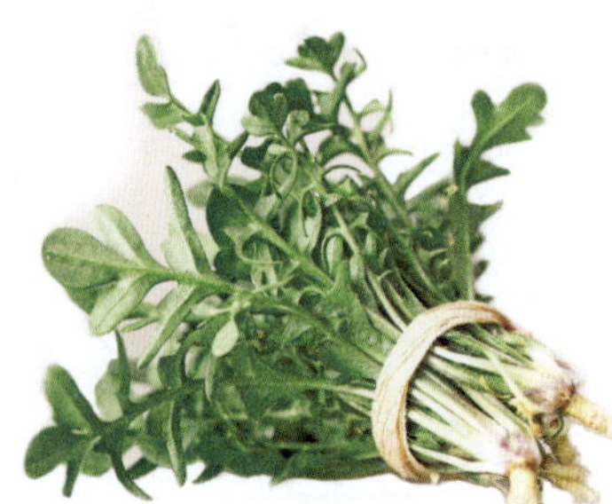

热　量	控糖营养素
31 千卡	钙

推荐用量
每日 100 克为宜

为什么适宜吃

促进胰岛素的正常分泌

荠菜含有丰富的钙，具有刺激胰岛 β 细胞的作用，能够促进胰岛素的正常分泌，维持血糖稳定，同时还能强骨。

人群须知

推荐人群：糖尿病、高血压、冠心病患者；肥胖者；干眼症、夜盲症患者。

慎食人群：体质虚寒者。

营养师支招

荠菜根部的药用价值最高，应与茎叶一起食用，不要丢弃。

营养巧搭配

荠菜 ☺ 瘦肉

提高免疫力，营养更均衡

荠菜 ☺ 鸡蛋

清肝明目、补益脾胃

苦瓜荠菜瘦肉汤 ②人份

总热量
218 千卡

糖类
16.0 克

蛋白质
25.2 克

脂肪
6.8 克

材料 苦瓜 200 克，猪瘦肉、荠菜各 100 克。

调料 料酒、盐各 3 克。

做法

1 苦瓜洗净，剖开去瓤，切薄片备用；荠菜洗净，切小段备用；猪瘦肉洗净，切薄片，用适量盐、料酒腌渍拌匀。

2 锅中加入适量清水，放入肉片煮沸，再加入苦瓜片、荠菜段同煮至熟，放入盐调味即可。

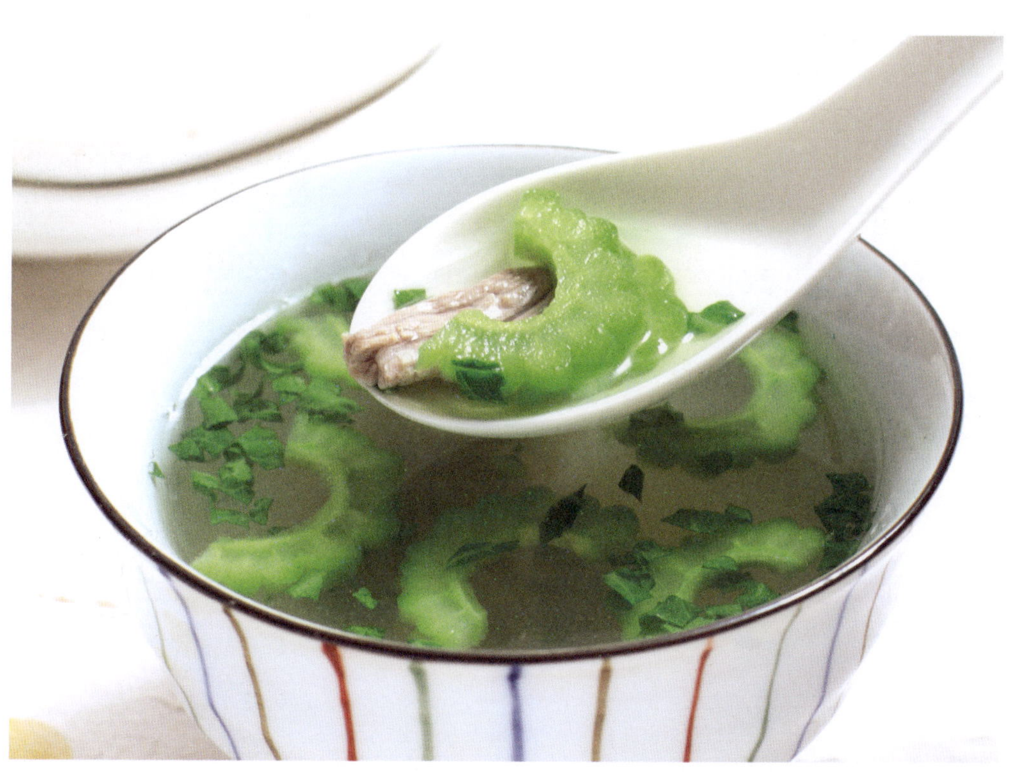

豌豆苗

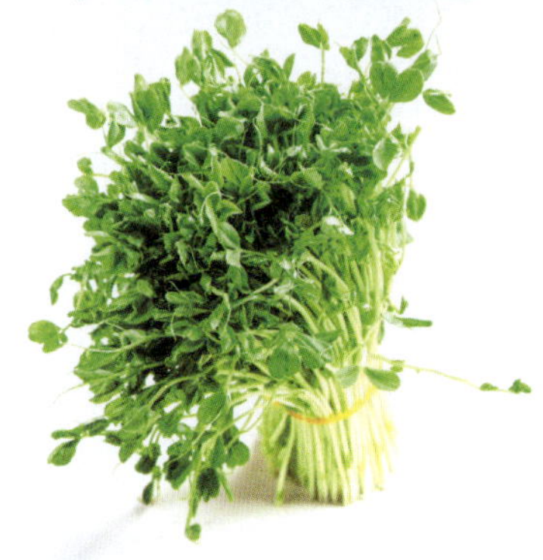

维持胰岛素的正常功能

热　量	控糖营养素
32 千卡	铬

推荐用量

每日 50 ~ 100 克为宜

为什么适宜吃

维持胰岛素的正常功能

豌豆苗含铬元素较多，有利于糖和脂肪的代谢，维持胰岛素的正常功能。另外，其所含的维生素可增强毛细血管弹性，防止出血。

人群须知

推荐人群： 脚气病、下肢水肿患者；动脉硬化患者；高血压、血脂异常和糖尿病患者。

慎食人群： 脾胃虚弱者。

营养师支招

豌豆苗颜色嫩绿，具有豌豆的清香味，适合烹制汤菜。

营养巧搭配

豌豆苗 + 鸡蛋

营养更均衡，可以强体、益肝、补气

豌豆苗 + 豆腐

具有辅助降压控糖的功效

总热量
183 千卡

糖类
8.3 克

蛋白质
20.4 克

脂肪
8.8 克

豆腐丝拌豌豆苗 2人份

材料 豌豆苗 200 克，豆腐丝 50 克。

调料 蒜末 5 克，盐、香油各 2 克。

做法

1 豆腐丝洗净，切段，放入沸水中焯透；豌豆苗择洗干净，放入沸水中焯熟。

2 将豆腐丝和豌豆苗放入盘中，加入盐、蒜末和香油拌匀即可。

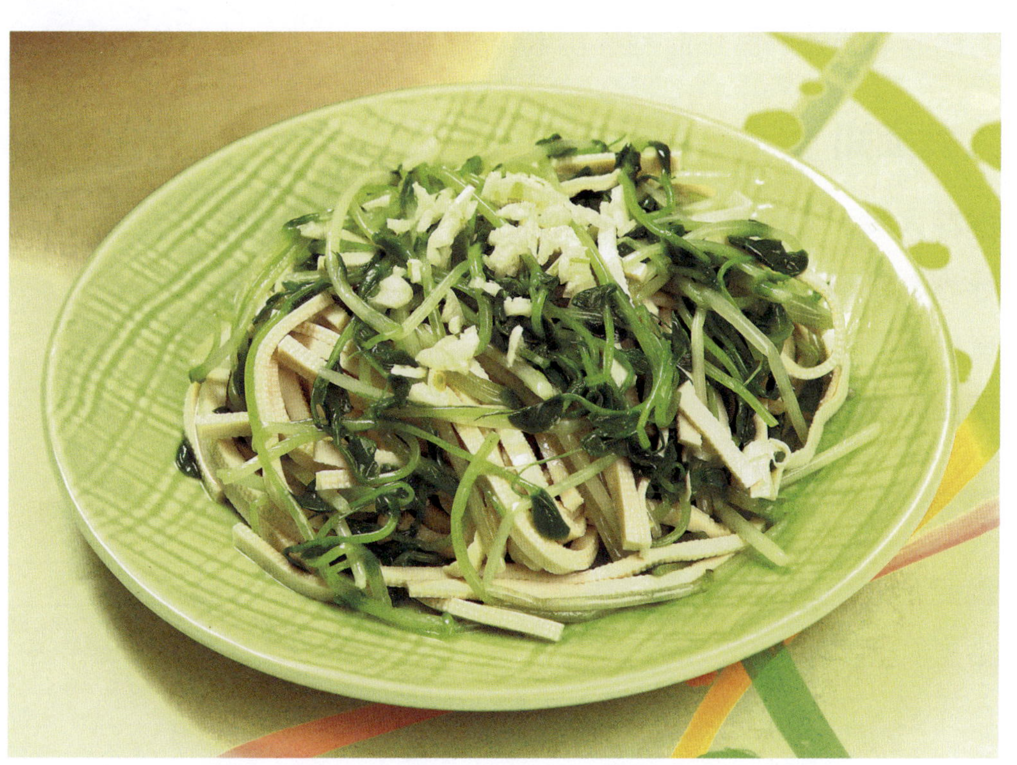

圆白菜

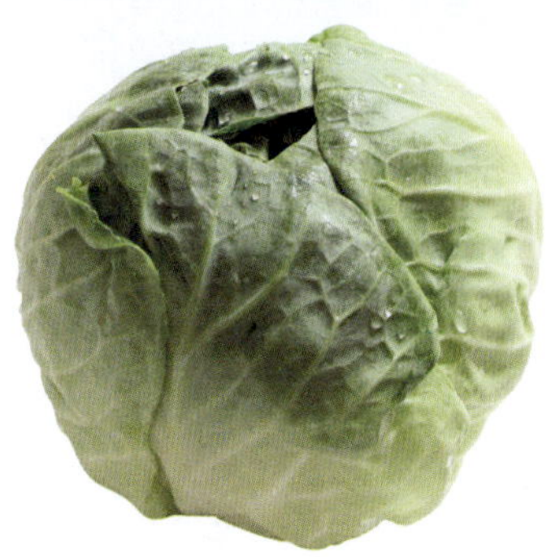

调节血糖和血脂

热　量	控糖营养素
24 千卡	维生素 C、铬

推荐用量

每日 100 克为宜

为什么适宜吃

有助于血糖的稳定

圆白菜含有丰富的维生素 C，有助于血糖的稳定。此外，其所含的铬具有调节血糖和血脂的功效。

人群须知

推荐人群：糖尿病患者；贫血患者；癌症患者；胃痛、胃溃疡患者；动脉硬化患者；肥胖者。

慎食人群：皮肤瘙痒者；胃虚寒、泄泻者。

营养师支招

圆白菜储存时间不宜过长，否则会造成维生素 C 的大量流失。

营养巧搭配

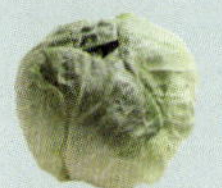

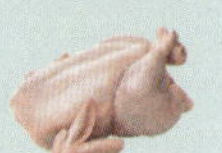

圆白菜　鸡肉

营养更均衡

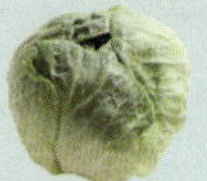

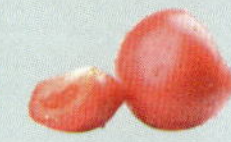

圆白菜　番茄

含有丰富的维生素 C，有助于稳定血糖

总热量
93千卡

糖类
9.2 克

蛋白质
3.0 克

脂肪
5.4 克

炝炒圆白菜 2人份

材料 圆白菜 200 克。

调料 葱花、蒜片、酱油各 3 克，醋 5 克，盐 2 克。

做法

1 圆白菜洗净，沥干水分，撕成片。

2 锅置火上，倒入植物油烧至六成热，下葱花、蒜片爆香，放入圆白菜翻炒至熟，加盐，最后烹入酱油、醋即可出锅。

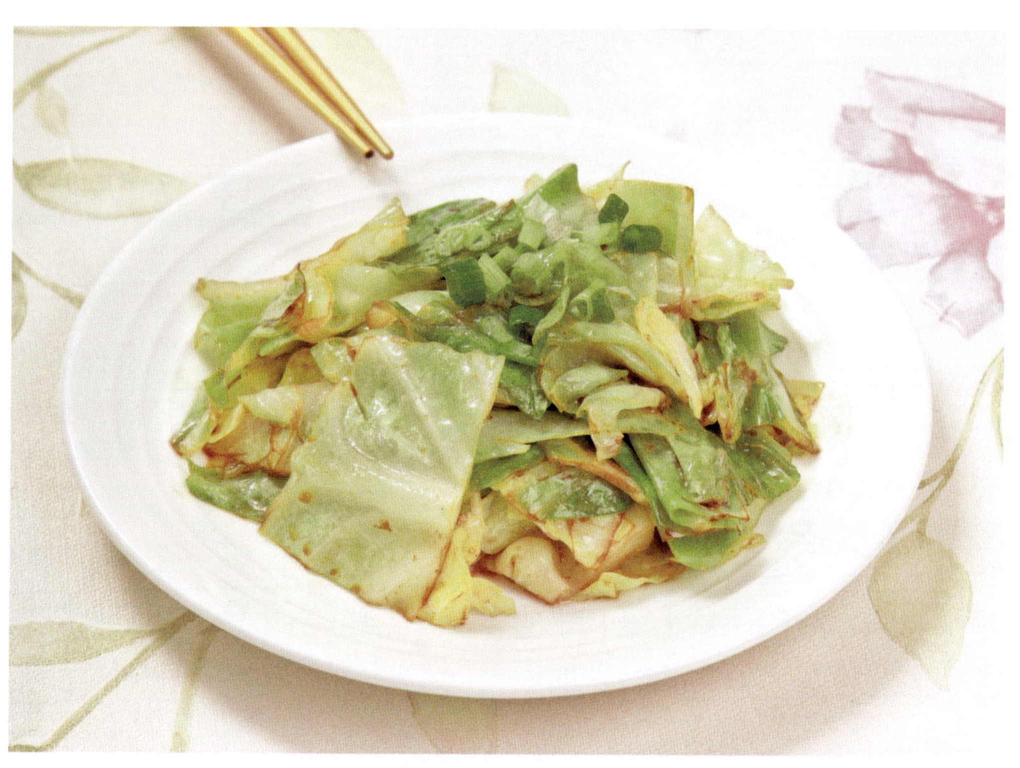

芹菜

控糖降脂，通便

热　量	控糖营养素
17 千卡	膳食纤维、芹菜碱、甘露醇

推荐用量

每日 100~150 克为宜

为什么适宜吃

改善糖代谢

芹菜含有丰富的膳食纤维，能够改善糖代谢，从而减少胰岛素的用量。芹菜含芹菜碱、甘露醇等活性成分，经常食用有助于调控血糖。

人群须知

推荐人群： 糖尿病、高血压患者；癌症患者；肝火过旺者。

慎食人群： 脾胃虚寒、肠滑不固者；血压偏低者。

营养师支招

芹菜叶中所含的胡萝卜素和维生素 C 比茎多，因此不要把能吃的嫩叶扔掉。

营养巧搭配

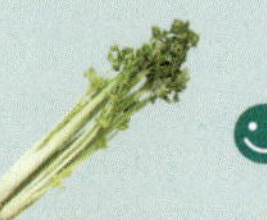
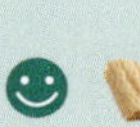
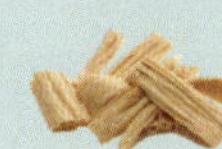

芹菜　腐竹

有助于减轻动脉粥样硬化的症状

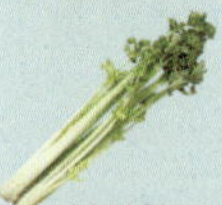

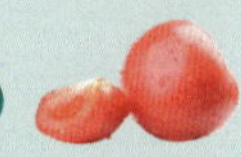

芹菜　番茄

具有健胃消食、降血压的作用

总热量
149 千卡

糖类
8.8 克

蛋白质
11.7 克

脂肪
8.6 克

腐竹拌芹菜 1人份

材料 芹菜150克，干腐竹20克。

调料 葱花适量，盐2克。

做法

1 腐竹泡发后洗净，切菱形块；芹菜择洗干净，切斜段，倒入沸水中焯熟，过凉；取盘，放入腐竹块、芹菜段、盐。

2 锅置火上，倒入植物油烧至七成热，下葱花炒出香味，关火；将炒锅内的油连同葱花一同倒在腐竹块和芹菜段上，拌匀即可。

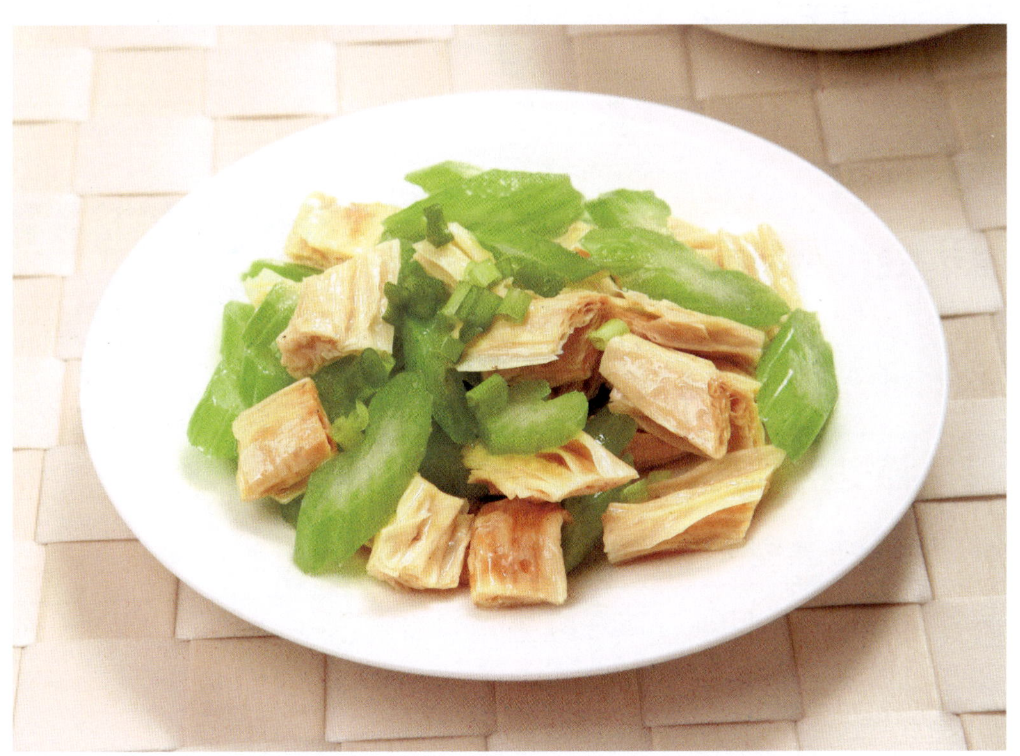

莴笋

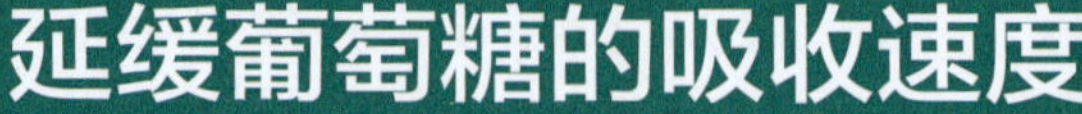

延缓葡萄糖的吸收速度

热　量	控糖营养素
15 千卡	膳食纤维、烟酸
推荐用量	
每日 100 克为宜	

为什么适宜吃

减少胰岛素的用量

莴笋中含有的烟酸是胰岛素的激活剂，能够改善糖代谢，平稳血糖。莴笋中所含的膳食纤维能延缓葡萄糖的吸收，减少胰岛素的用量。

人群须知

推荐人群：高血压、心脏病患者；糖尿病患者。

慎食人群：便溏者；体寒者。

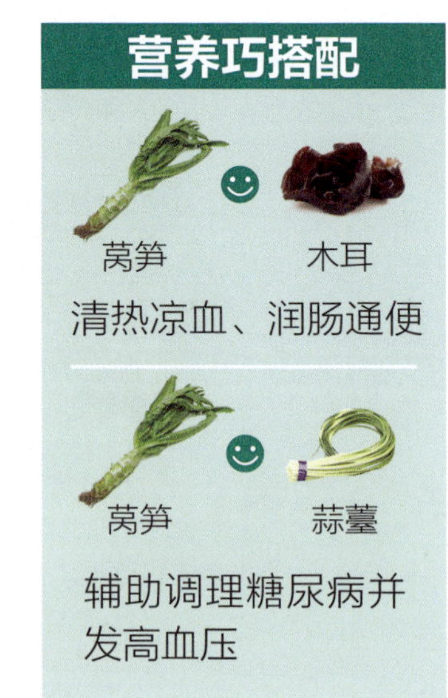

营养师支招

莴笋叶的营养远远高于莴笋茎，因此莴笋叶不应丢弃。此外，秋季爱咳嗽的人，多吃莴笋叶还有利于止咳。

总热量
165 千卡

糖类
27.5 克

蛋白质
5.5 克

脂肪
4.6 克

山药木耳炒莴笋 ②人份

材料 莴笋 200 克，山药 150 克，干木耳 5 克。

调料 醋 5 克，葱丝、盐各 3 克。

做法

1 莴笋去叶、去皮，切片；干木耳泡发，洗净，撕小朵；山药去皮，洗净，切片，入沸水中焯一下。

2 锅内倒油烧热，爆香葱丝，倒入莴笋片、木耳、山药片炒熟，放盐、醋调味即可。

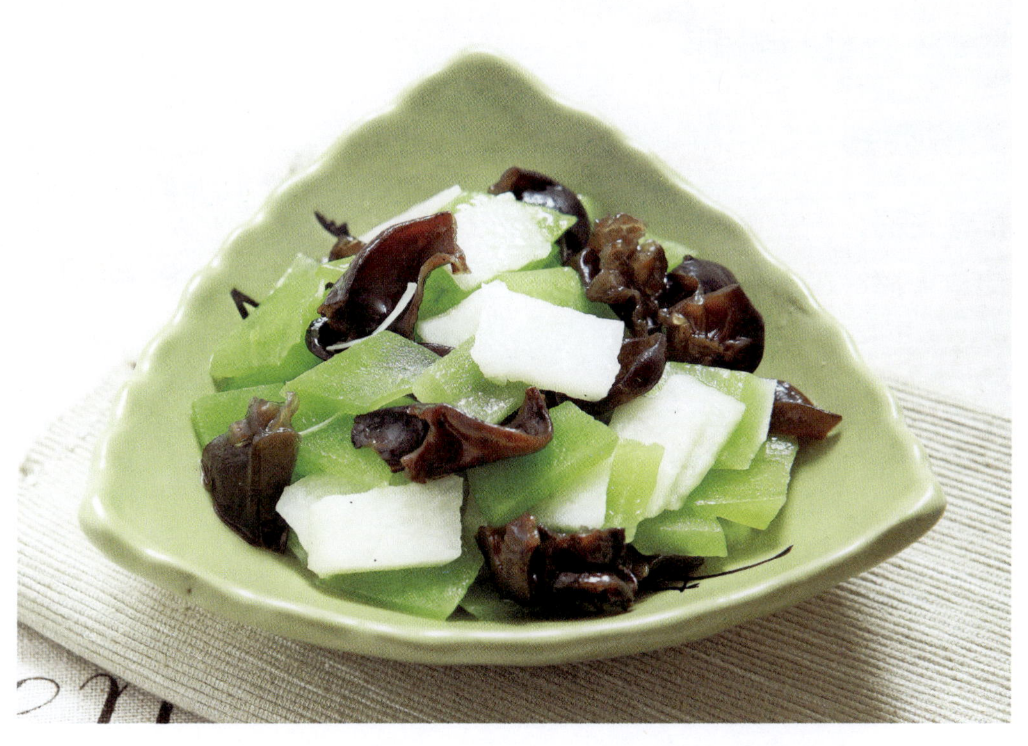

竹笋

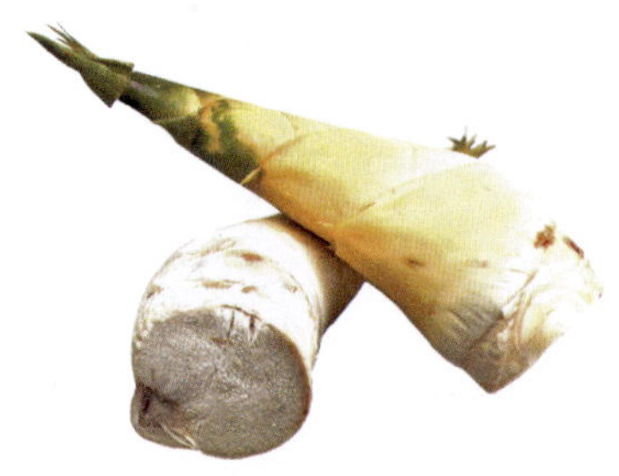

控糖，促便

热　　量	控糖营养素
23 千卡	膳食纤维

推荐用量

每日 50~100 克为宜

为什么适宜吃

降低葡萄糖的吸收速度

竹笋富含膳食纤维，可延长食物在肠内的停留时间，降低葡萄糖的吸收速度，使餐后血糖缓慢上升。此外，竹笋还是低脂、低热量食物，有助于减肥。

人群须知

推荐人群：一般人群。

慎食人群：胃溃疡患者；尿路结石患者。

营养师支招

鲜笋存放时不要剥壳，否则会失去其清香味。

营养巧搭配

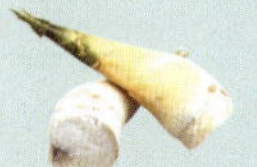

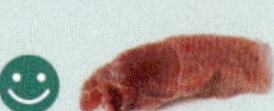

竹笋　猪肉

减少脂肪的吸收，有利于控制体重

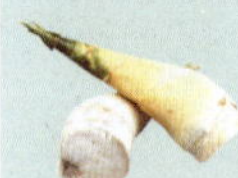

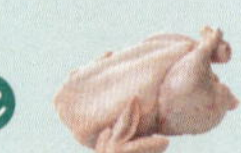

竹笋　鸡肉

具有辅助调控血糖的功效

总热量
329 千卡

糖类
9.7 克

蛋白质
53.6 克

脂肪
9.3 克

竹笋炒鸡丝 2人份

材料 鸡胸肉 200 克，竹笋 150 克，柿子椒、红彩椒各 30 克。

调料 葱段、姜片各 5 克，料酒、水淀粉、盐、酱油各适量。

做法

1 鸡胸肉洗净，切丝，加盐、料酒、酱油、水淀粉拌匀腌渍待用；竹笋去老皮，洗净，切丝，焯水；红彩椒、柿子椒去蒂除子，洗净，切丝。

2 油锅烧热，爆香葱段、姜片，放入鸡丝炒散，加竹笋丝、柿子椒丝、红彩椒丝炒熟，加盐炒匀即可。

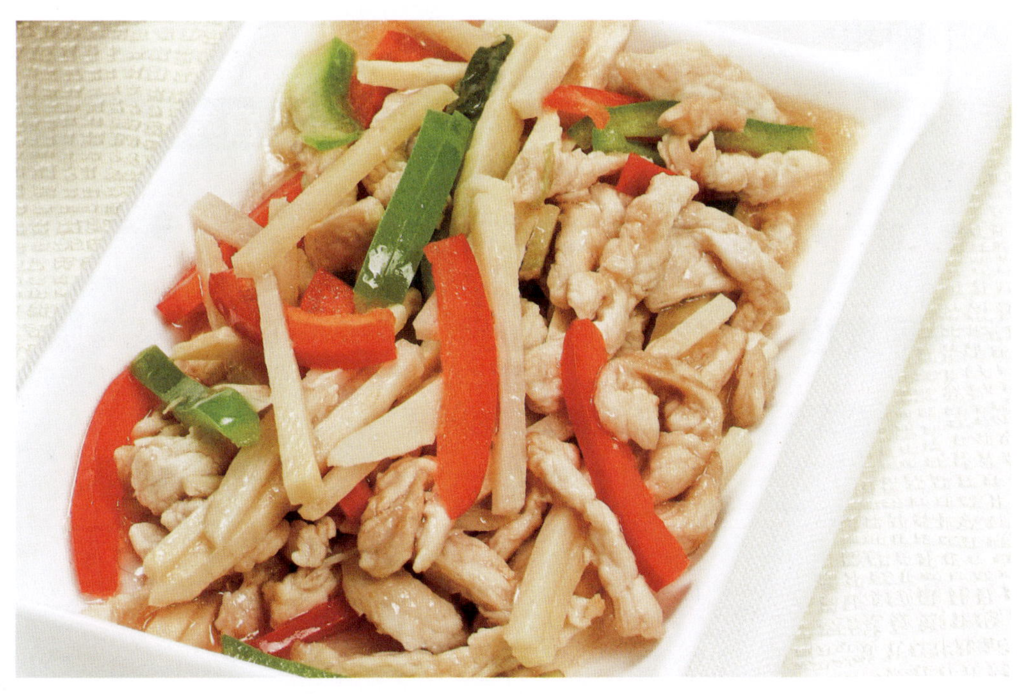

芦笋

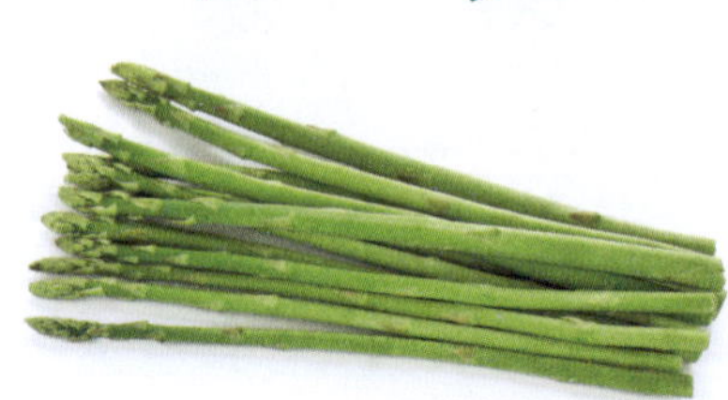

抗氧化，保护胰岛

热　量	控糖营养素
19 千卡	香豆素、芦丁

推荐用量

每日 50~100 克为宜

为什么适宜吃

调控血糖，抑制血糖骤升

芦笋所含的香豆素、芦丁等成分有调控血糖、抑制血糖骤升的作用。糖尿病患者常食芦笋，对视网膜损害也有较好的预防作用。

人群须知

推荐人群： 糖尿病、高血压患者；动脉硬化患者；便秘者；肝病患者。

慎食人群： 痛风和尿酸代谢异常患者。

营养师支招

芦笋不宜生吃，也不宜存放太长时间。

营养巧搭配

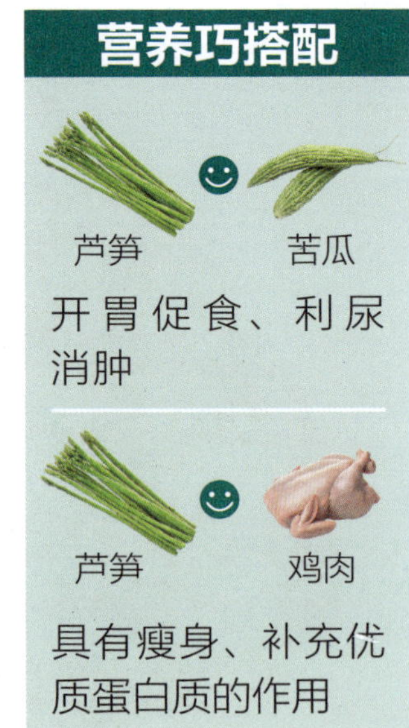

芦笋鸡片 ②人份

总热量 201千卡

糖类 7.2克

蛋白质 29.8克

脂肪 7.1克

材料 芦笋200克，鸡胸肉100克。

调料 葱花适量，盐2克。

做法

1 芦笋去老皮，洗净，切段；鸡胸肉洗净，切片，焯一下。

2 锅置火上，倒入植物油烧至六成热，加葱花炒出香味，放入鸡片滑熟，淋入适量水，放入芦笋段炒熟，最后用盐调味即可。

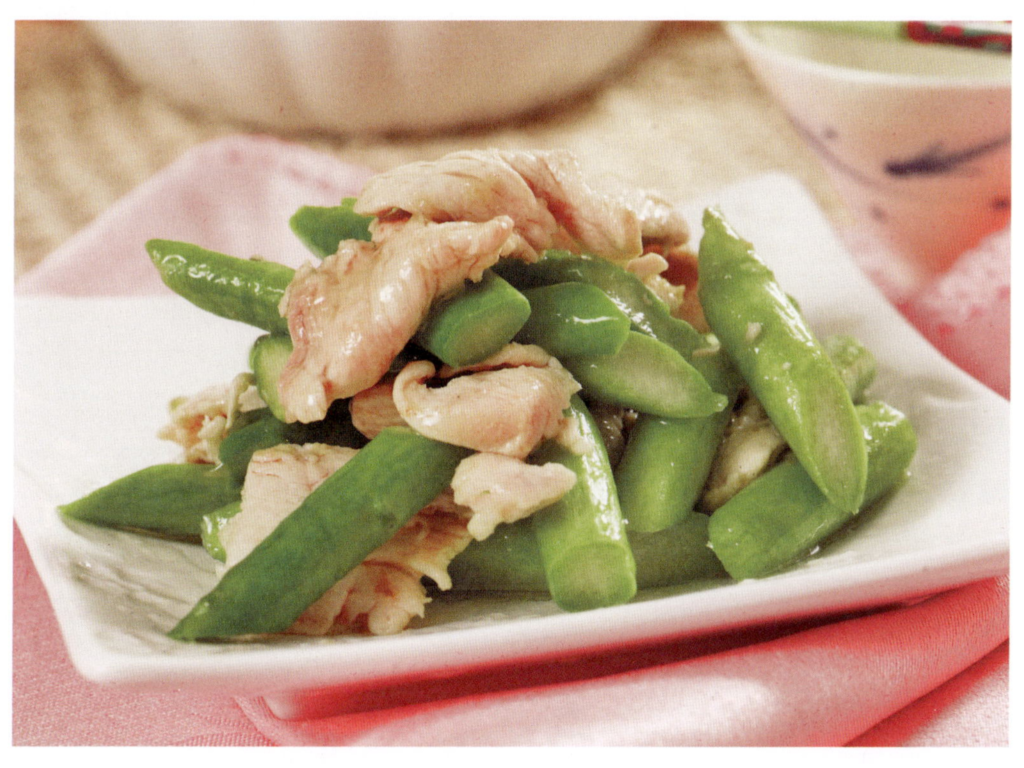

菜花

维持正常的葡萄糖耐量

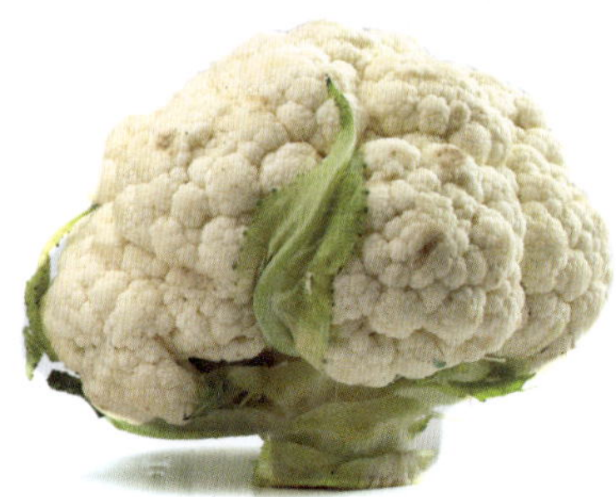

热　　量	控糖营养素
20 千卡	铬

推荐用量

每日 100~150 克为宜

为什么适宜吃

能够维持正常的葡萄糖耐量

菜花中含有的铬元素是葡萄糖耐量因子的组成部分，具有调节人体糖代谢的作用，能够维持正常的葡萄糖耐量，稳定血糖水平。

人群须知

推荐人群：糖尿病患者；心血管疾病患者；免疫力低下者。

慎食人群：尿路结石者；易胀气者。

营养师支招

菜花含少量的致甲状腺肿物质，焯后食用有利于去掉该物质。

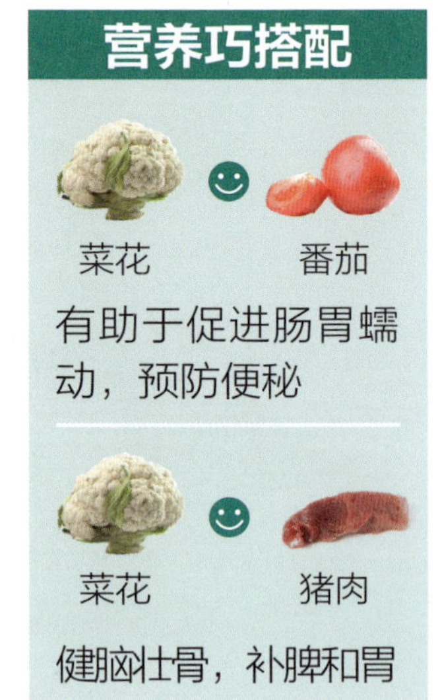

总热量
253 千卡

糖类
10.0 克

蛋白质
25.6 克

脂肪
11.7 克

菜花炒肉 2人份

材料 菜花 250 克，猪瘦肉 100 克。

调料 葱花 5 克，盐适量。

做法

1 菜花洗净，掰小朵；猪瘦肉洗净，切片，放入锅中焯熟。

2 锅置火上，倒入植物油烧至七成热，下葱花炒出香味，倒入肉片翻炒片刻，再倒入菜花翻炒，加适量水。

3 待菜花熟透，加盐调味即可。

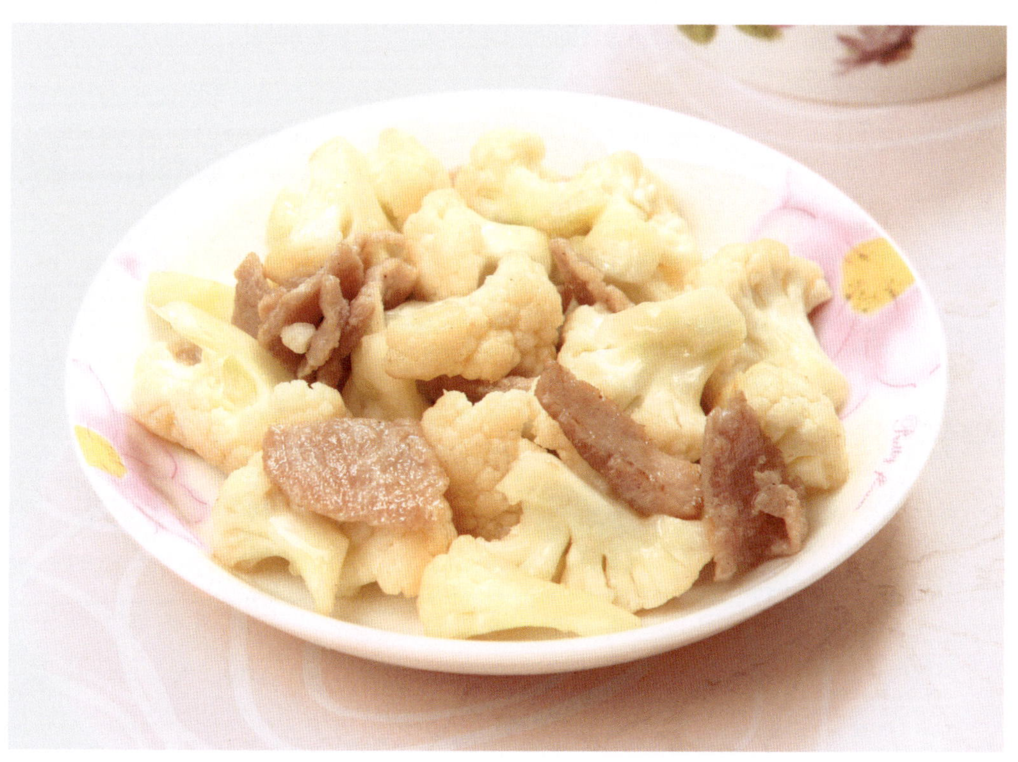

西蓝花

预防和控制 2 型糖尿病

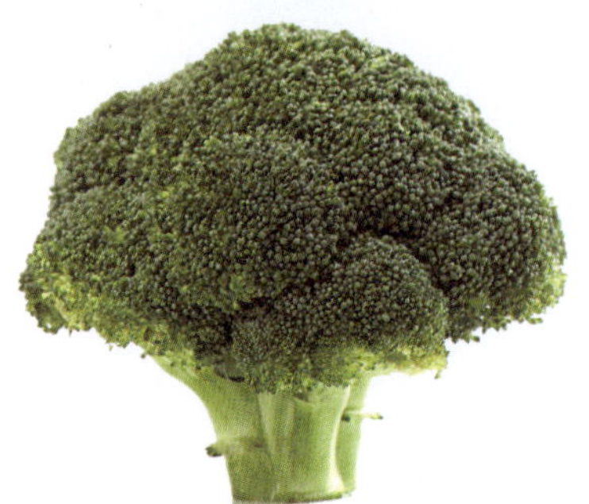

热　量

27 千卡

推荐用量

每日 100 克为宜

控糖营养素

胡萝卜素、维生素 C

为什么适宜吃

适用于预防和控制2型糖尿病

西蓝花含有胡萝卜素、维生素 C，可以保护胰岛 β 细胞，减少胰岛素的需要量，尤其适用于预防和控制 2 型糖尿病。

人群须知

推荐人群： 糖尿病患者；癌症患者；便秘者。

慎食人群： 脾胃寒凉者；红斑狼疮患者。

营养师支招

将西蓝花茎梗粗厚的外皮削去，里面的嫩茎可以做成凉拌菜。

营养巧搭配

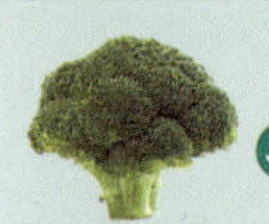

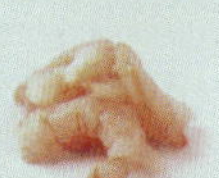

西蓝花　虾仁

健脑益智、提高抵抗力

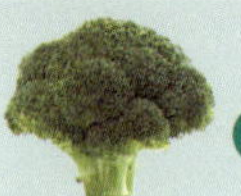
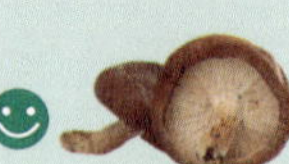

西蓝花　香菇

有助于维持胰岛素功能，促进对葡萄糖的利用

总热量
137千卡

糖类
7.4克

蛋白质
15.3克

脂肪
6.8克

虾仁炒西蓝花 2人份

材料 新鲜虾仁80克，西蓝花200克。

调料 料酒5克，酱油、蒜末各3克，盐2克。

做法

1 西蓝花去柄，掰小朵，洗净，用沸水焯烫；虾仁洗净，去虾线，入沸水焯烫，过凉，沥水。

2 锅置火上，倒油烧热，放入蒜末爆香，加入虾仁翻炒。

3 烹入料酒，倒入西蓝花大火爆炒，加入酱油、盐调味即可。

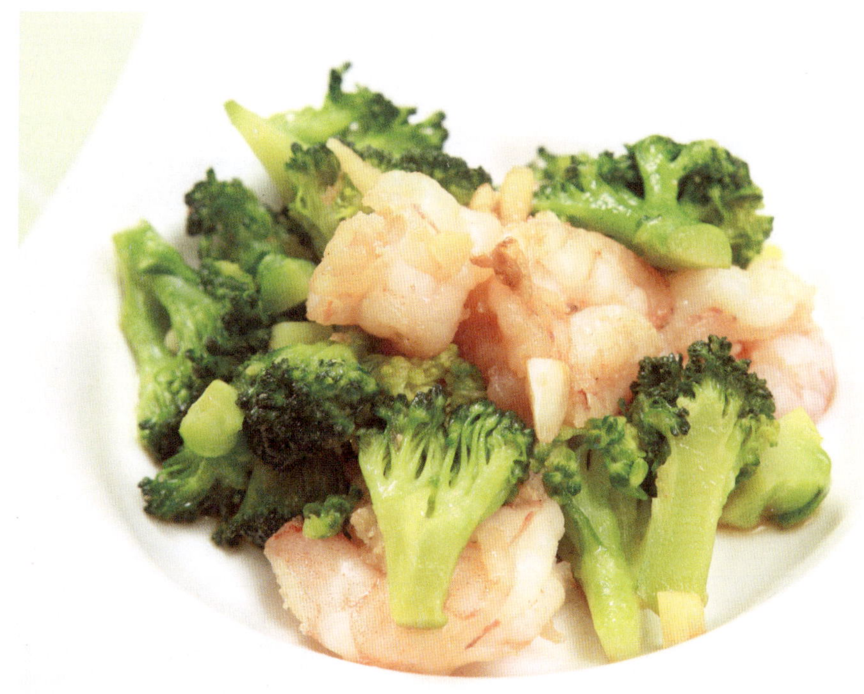

茄子

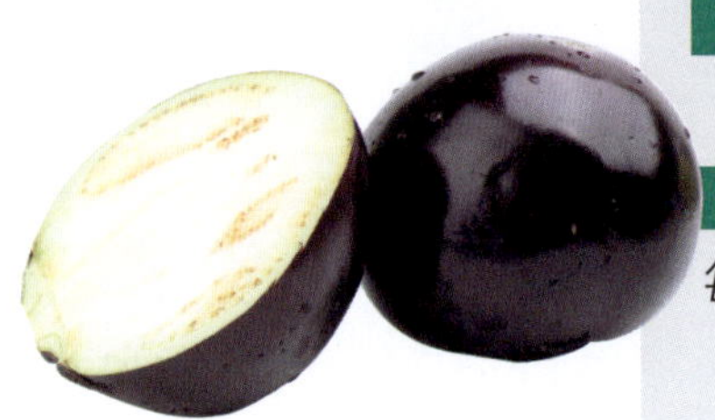

调节血糖

热　　量	控糖营养素
23 千卡	膳食纤维、芦丁

推荐用量

每日 100~150 克为宜

为什么适宜吃

能够维持正常的葡萄糖耐量

茄子中含有的膳食纤维、芦丁有助于调节血糖，维持正常的葡萄糖耐量，稳定血糖。

人群须知

推荐人群： 糖尿病、高血压患者；动脉硬化患者；胃癌患者；肥胖者。

慎食人群： 脾胃虚寒者。

营养师支招

吃茄子时，最好不要去皮，因为茄子皮含有花青素、B 族维生素等营养。

营养巧搭配

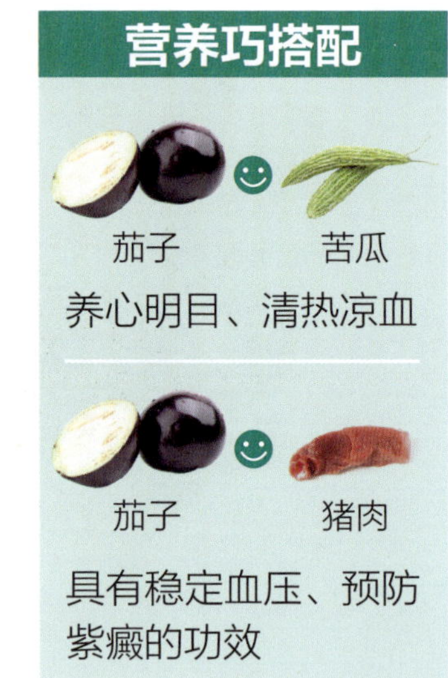

总热量
53 千卡

糖类
7.4 克

蛋白质
1.7 克

脂肪
2.3 克

拌茄条 1人份

材料 茄子 150 克。

调料 生抽适量，盐、香油各 2 克。

做法

1 茄子去柄，洗净，切大片，放入蒸锅中蒸熟，取出，凉凉，用筷子戳散或用手撕成细条。

2 将生抽、盐、香油拌匀制成调味汁。

3 将调味汁浇在茄子上拌匀即可。

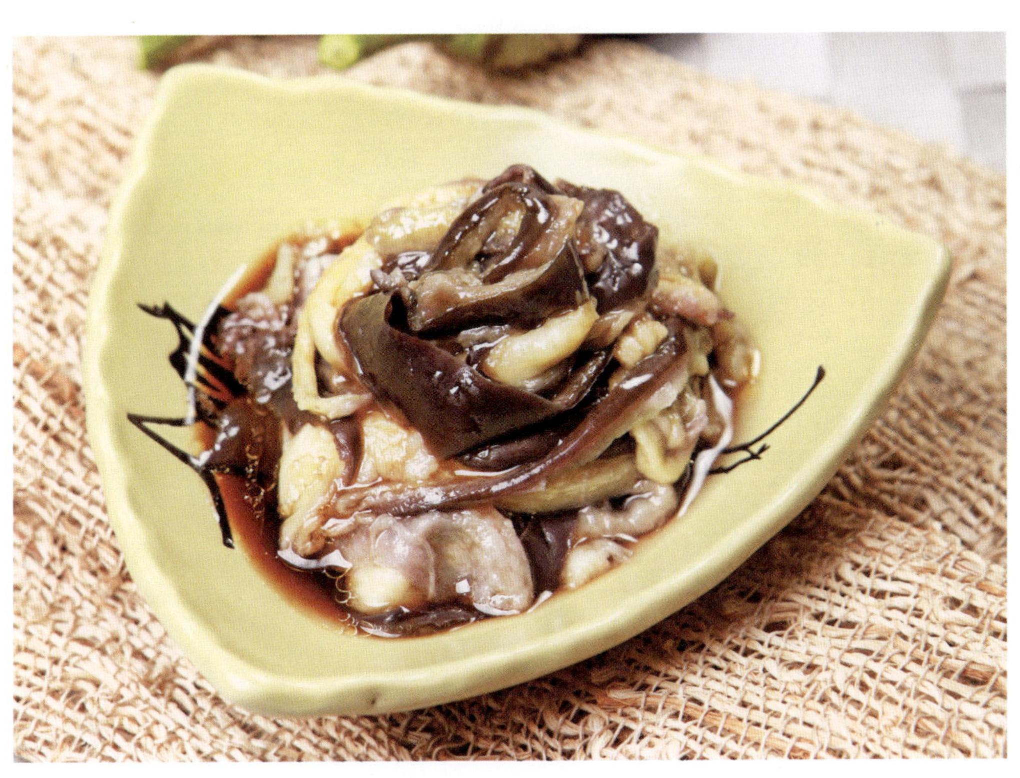

山药

控制餐后血糖

热　　量	控糖营养素
57 千卡	膳食纤维、黏液蛋白

推荐用量

每日 50~100 克为宜

为什么适宜吃

延缓餐后血糖上升

山药含有黏液蛋白，有调控血糖的功效，是糖尿病患者的食疗佳品。此外，山药还含有可溶性膳食纤维，能推迟胃排空，延缓餐后血糖上升。

人群须知

推荐人群：易感冒人群；肾亏者；肺虚咳嗽者。

慎食人群：肠胃积滞者。

营养师支招

如果发现山药表面有异常斑点则不宜食用。

营养巧搭配

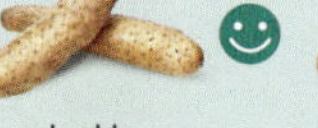
山药

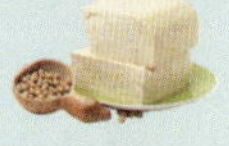
豆腐

增强身体的免疫力和抗病能力

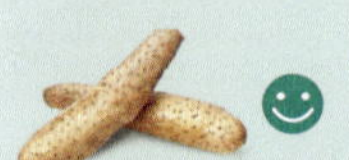
山药

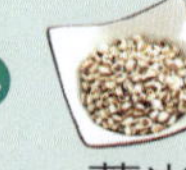
薏米

维持胰岛素正常功能

总热量
300千卡

糖类
33.2 克

蛋白质
14.6 克

脂肪
13.5 克

山药炖豆腐 2人份

材料 山药 200 克，豆腐 150 克，番茄 100 克。

调料 姜片、香菜末、盐各适量。

做法

1 山药去皮，洗净，切块；豆腐切块；番茄去皮，切丁。

2 锅内倒油烧热，放山药块煸炒至表皮透明，加没过食材的水，大火烧开后，放豆腐块、姜片、番茄丁，再次烧开后放盐，转小火炖 10 分钟，撒上香菜末即可。

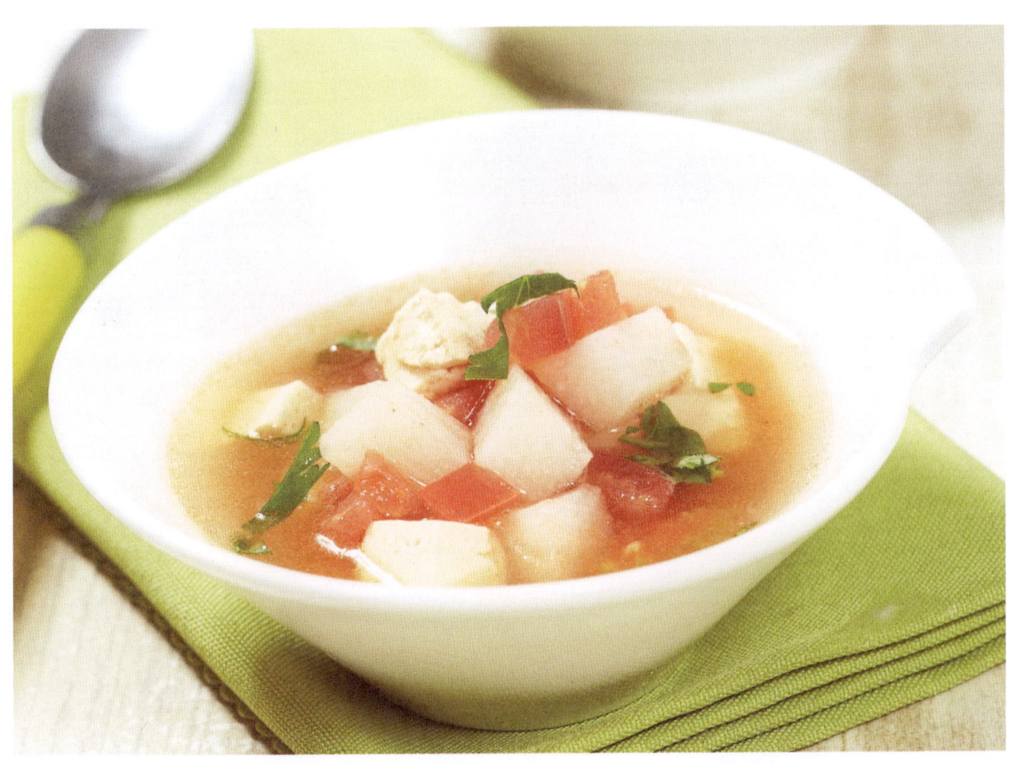

魔芋

延缓葡萄糖的吸收

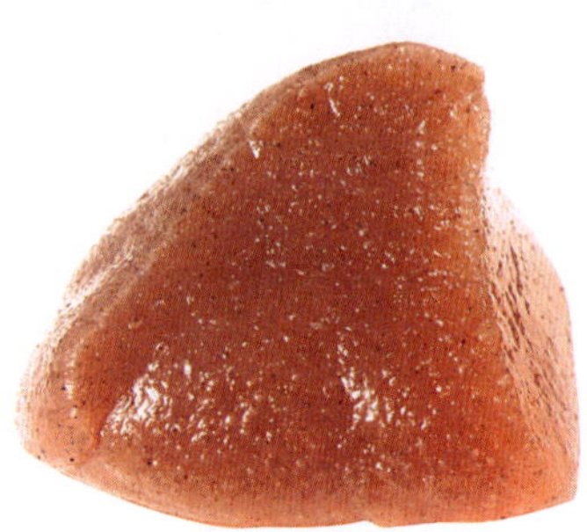

热　量	控糖营养素
9 千卡	膳食纤维
推荐用量	
每日 50 ~ 100 克为宜	

为什么适宜吃

延缓葡萄糖的吸收

魔芋中的膳食纤维有延缓葡萄糖和脂肪吸收的作用，对预防和调理糖尿病有辅助效果。

人群须知

推荐人群：糖尿病患者；肥胖者。

慎食人群：便溏者。

营养师支招

魔芋一次不宜吃得过多，否则会引起腹胀等不适感。

营养巧搭配

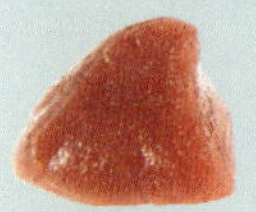

魔芋

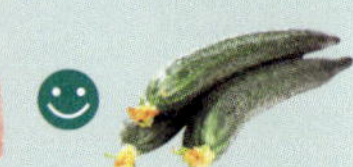

蔬菜

魔芋经过加工，会流失一些矿物质、维生素，搭配富含矿物质和维生素的蔬菜一起食用，能提高营养价值

总热量
60千卡

糖类
8.2克

蛋白质
1.8克

脂肪
3.3克

凉拌魔芋 1人份

材料 魔芋100克，黄瓜、金针菇各50克。

调料 酱油、白醋各适量，盐2克，香油3克。

做法

1 魔芋冲洗一下，切丝；金针菇洗净，与魔芋丝放入沸水中焯一下，捞出；黄瓜洗净，切丝。

2 魔芋丝、金针菇和黄瓜丝全部放入碗中，加酱油、香油、盐、白醋搅拌均匀即可。

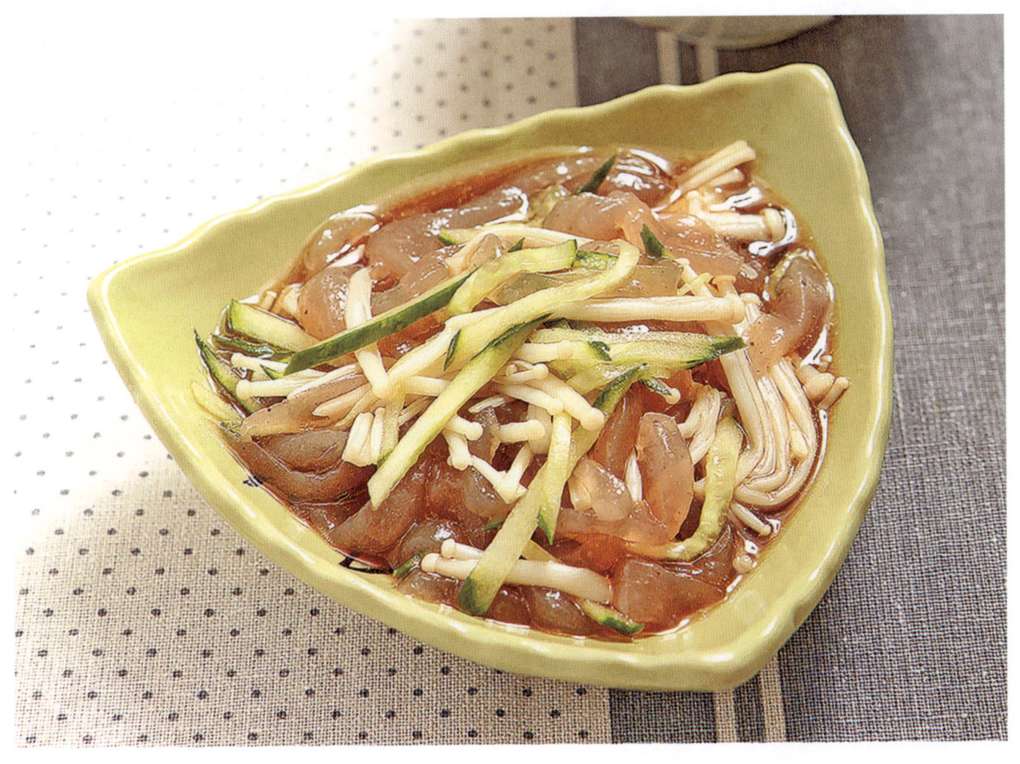

洋葱

刺激胰岛素的合成及分泌

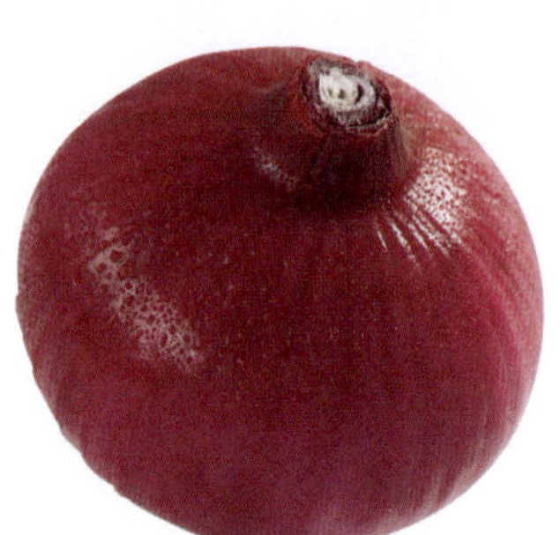

热　量	控糖营养素
40 千卡	硫化物、槲皮素

推荐用量

每日 50~100 克为宜

为什么适宜吃

刺激胰岛素的合成及分泌

洋葱含有的硫化物可刺激胰岛素的合成及分泌，具有调控血糖的功效。洋葱含有类似降糖药物的槲皮素，能帮助维持正常的糖代谢。

人群须知

推荐人群：糖尿病、高血压患者；肥胖者。

慎食人群：皮肤瘙痒性疾病患者；眼疾患者、眼部充血者。

营养师支招

不可过量食用洋葱，因其易产生挥发性气体，过量食用会造成胀气和排气过多。

营养巧搭配

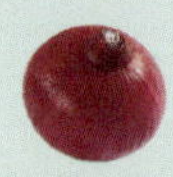

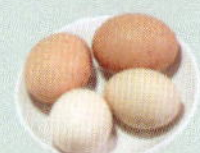

洋葱　鸡蛋

提高人体对维生素 C 和维生素 E 的吸收率，有利于稳定血糖

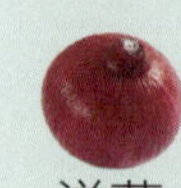
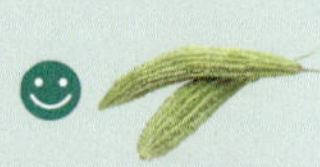

洋葱　苦瓜

帮助恢复胰岛功能

总热量
169千卡

糖类
27.8 克

蛋白质
4.2 克

脂肪
5.6 克

洋葱炒苦瓜 2人份

材料 洋葱、苦瓜各 200 克。

调料 姜丝 5 克，盐 2 克。

做法

1 洋葱去外皮，洗净后切丝备用；苦瓜洗净，去子，切薄片备用。

2 炒锅中放入适量植物油，油热后放入姜丝爆香，再放入苦瓜片、洋葱丝，翻炒将熟时，放入盐调味即可。

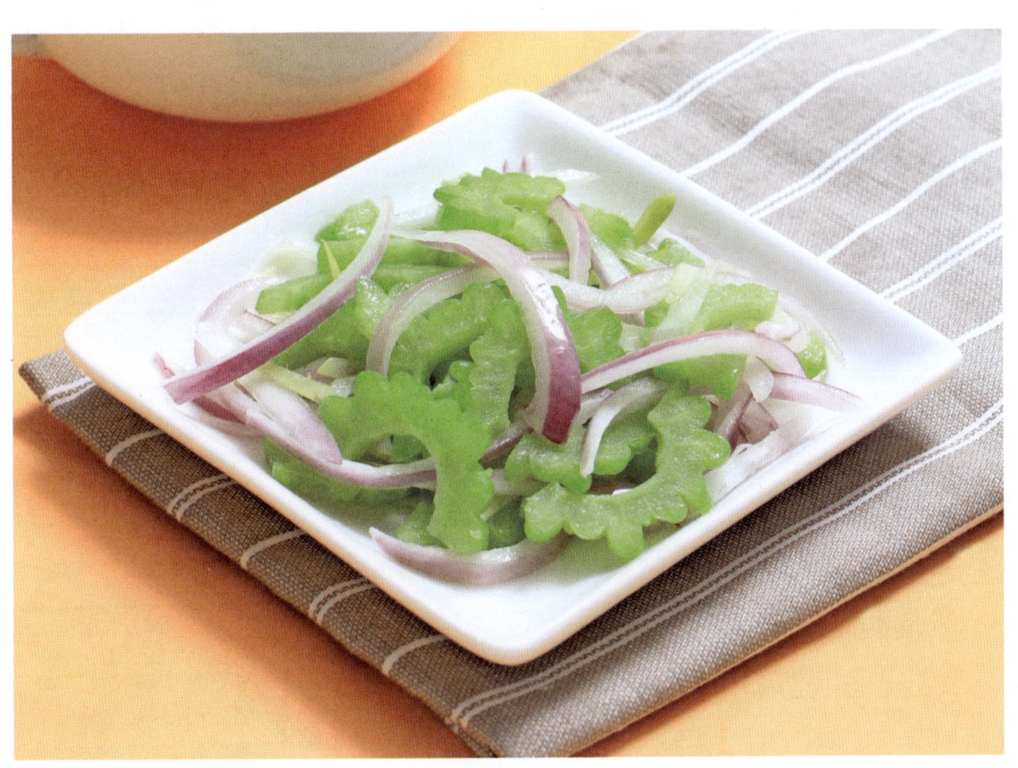

番茄

减少对胰岛细胞的损害

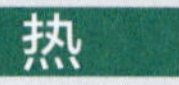

热　　量	控糖营养素
15 千卡	番茄红素

推荐用量

每日 100 ~ 200 克为宜

为什么适宜吃

提高胰岛素质量和受体敏感性

番茄含有大量的番茄红素，可减少对胰岛细胞及受体的损害，提高胰岛素质量和受体敏感性，使血糖平稳下降。番茄热量低，营养丰富，有助于减肥。

人群须知

推荐人群：喜食荤腥油腻食物者；肥胖、血脂异常患者；前列腺癌患者。

慎食人群：脾胃虚寒者。

营养师支招

熟吃番茄，能补充番茄红素，调控血糖；生吃番茄，能补充维生素 C 和膳食纤维，对预防心血管疾病有利。

营养巧搭配

番茄 ☺ 丝瓜

具有预防便秘、调理肠胃的功效

番茄 ☺ 鸡蛋

营养互补，有益于糖尿病患者控血糖

番茄炒丝瓜 ②人份

总热量 105千卡

糖类 12.6 克

蛋白质 3.8 克

脂肪 5.7 克

材料 丝瓜 150 克，番茄 200 克。

调料 葱花适量，盐 3 克。

做法

1 丝瓜去皮，洗净，切片；番茄洗净，去蒂，切块。

2 锅置火上，倒入适量植物油烧至六成热，加葱花炒出香味，然后放入丝瓜片和番茄块炒熟，用盐调味即可。

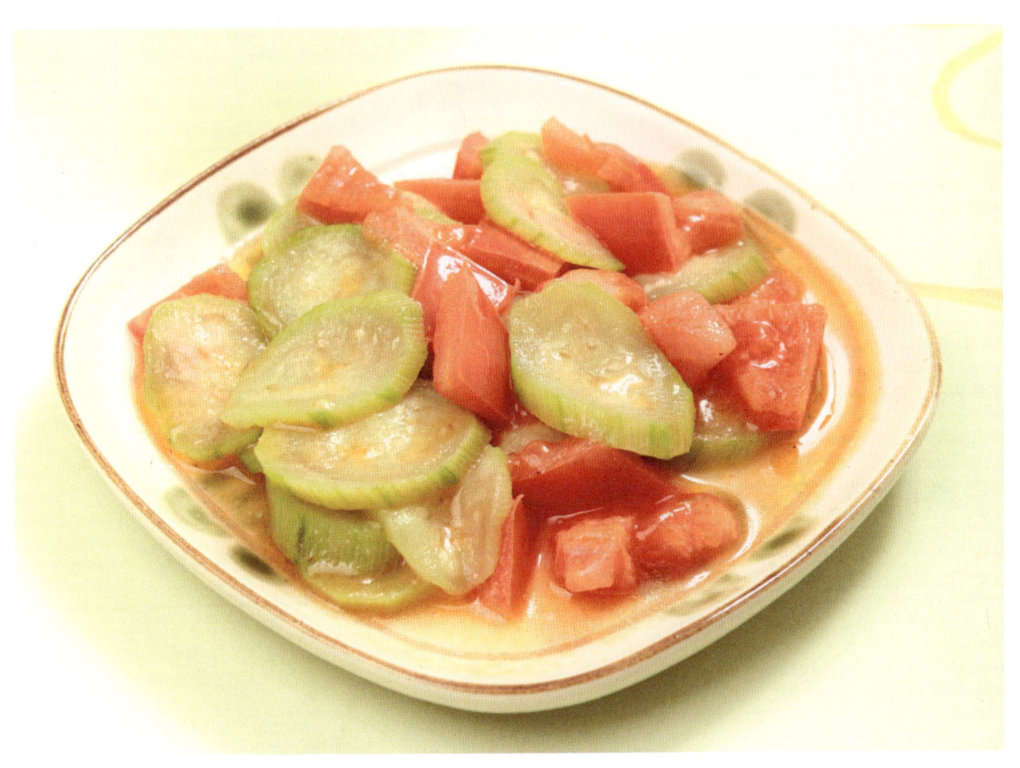

西葫芦

利尿，控糖

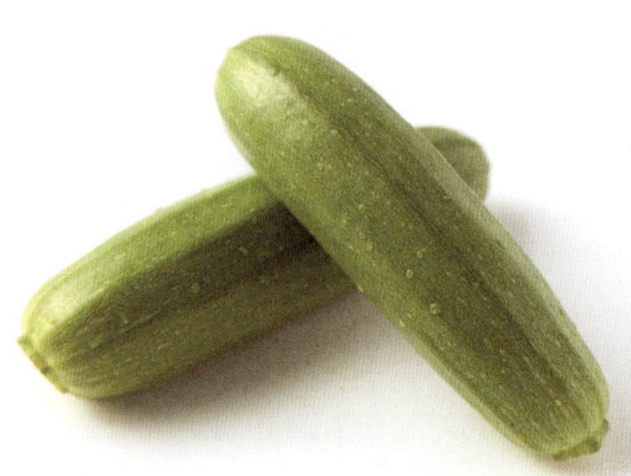

热　　量	控糖营养素
19 千卡	天冬氨酸、瓜氨酸

推荐用量

每日 100 克为宜

为什么适宜吃

促进胰岛细胞分泌胰岛素

西葫芦含有瓜氨酸、腺嘌呤、天冬氨酸、葫芦巴碱等物质，具有促进胰岛细胞分泌胰岛素的作用，能够有效控血糖，是糖尿病患者的优选食物。

人群须知

推荐人群：糖尿病、高血压患者；动脉硬化患者；肥胖者；便秘者。

慎食人群：脾胃虚寒者。

营养师支招

种子变硬的西葫芦不宜食用。

营养巧搭配

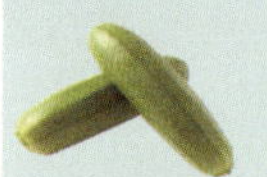

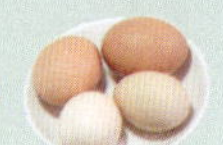

西葫芦　鸡蛋

营养更均衡，适合糖尿病、高血压等患者食用

总热量
221千卡

糖类
8.2 克

蛋白质
15.0 克

脂肪
14.4 克

西葫芦炒鸡蛋 2人份

材料 西葫芦 150 克，鸡蛋 2 个。

调料 盐 2 克，葱花 5 克。

做法

1 西葫芦洗净，切片；鸡蛋打散，加少许盐搅匀。

2 锅置火上，倒入少许植物油烧热，倒入蛋液炒至熟，盛入碗中。

3 另起锅，倒入植物油烧至六成热，放入葱花爆香，下入西葫芦片炒至八成熟，放入炒好的鸡蛋翻炒，最后加入盐调味即可。

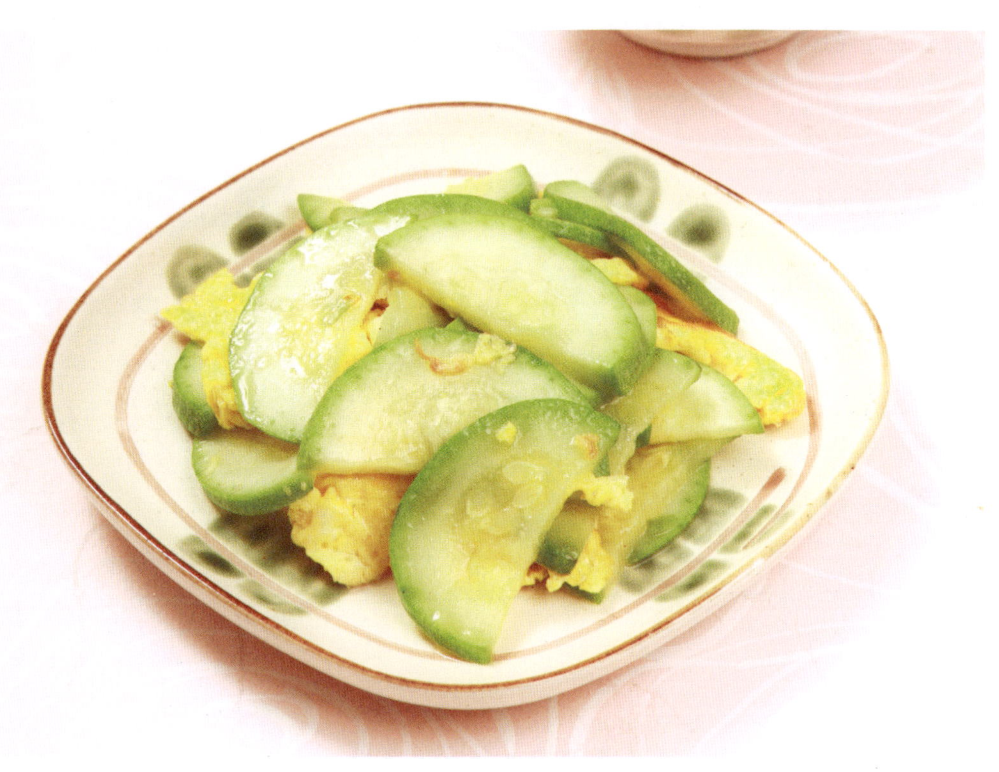

胡萝卜

抗氧化，防并发症

热　量

32 千卡

推荐用量

每日 80~100 克为宜

控糖营养素

β－胡萝卜素

为什么适宜吃

保护胰岛细胞免受自由基的侵害

胡萝卜含有大量的 β－胡萝卜素，可以清除体内的自由基，保护胰岛细胞免受自由基的侵害，还能保护心血管，预防糖尿病并发心血管疾病。

人群须知

推荐人群：体虚者；便秘者；糖尿病、血脂异常患者；夜盲症、干眼症患者。

慎食人群：饮酒者；皮肤黄染者。

营养师支招

胡萝卜食用过多，会引起皮肤黄染。

营养巧搭配

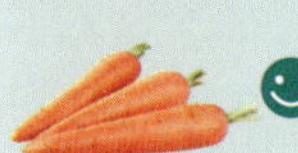

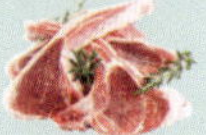

胡萝卜　羊肉

滋补强体，有利于营养吸收

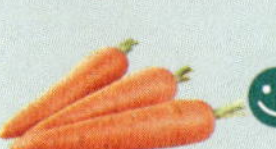

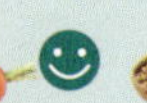

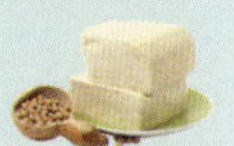

胡萝卜　豆腐

保持血管通畅，预防脑卒中

总热量
285千卡

糖类
22.4克

蛋白质
23.5克

脂肪
12.9克

豆腐丝拌胡萝卜 2人份

材料 胡萝卜200克，豆腐丝100克。

调料 盐3克，香菜末适量，香油2克。

做法

1 豆腐丝洗净，切段，放入沸水中焯透；胡萝卜洗净，切细丝，放入沸水中焯一下。

2 将胡萝卜丝、豆腐丝放入盘内，加盐、香菜末和香油拌匀即可。

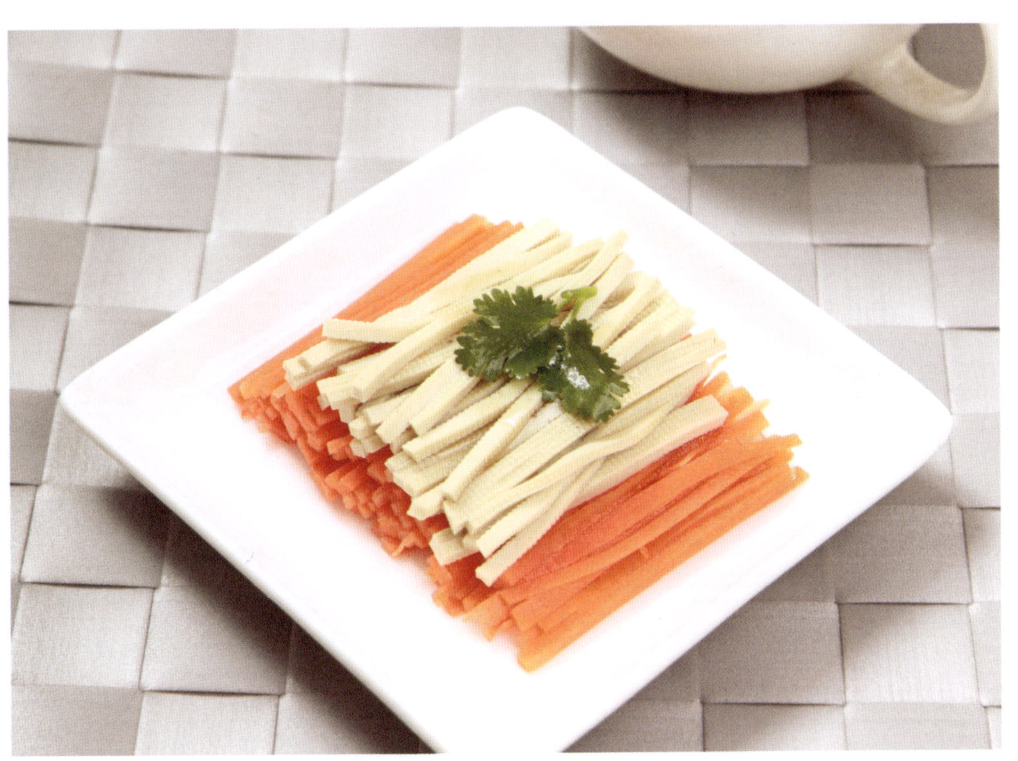

白萝卜

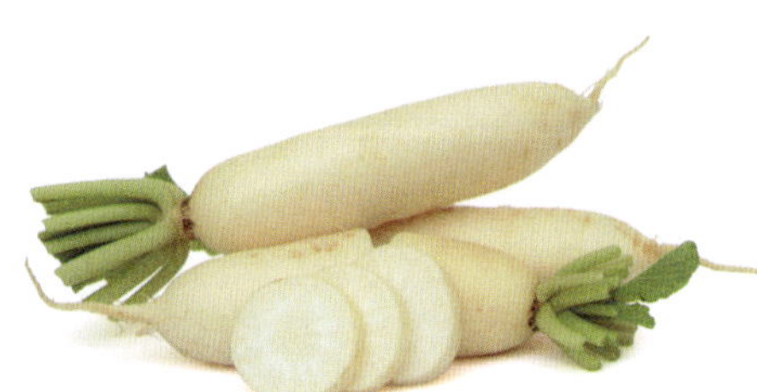

延缓葡萄糖的吸收

热　　量	控糖营养素
16 千卡	膳食纤维、维生素 C
推荐用量	
每日 100 克为宜	

为什么适宜吃

延缓葡萄糖的吸收

白萝卜热量低、脂肪含量少，还含有较多的膳食纤维和维生素 C，可延缓葡萄糖的吸收，是糖尿病患者不可多得的营养丰富的药食两用佳品。

人群须知

推荐人群： 一般人群。

慎食人群： 阴盛偏寒体质者；尿频者。

营养师支招

白萝卜生食会生气，熟食则可顺气。生吃以汁多、辣味少的为好，平时不爱吃凉性食物者则以熟食为宜。

营养巧搭配

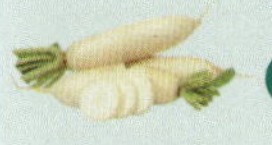

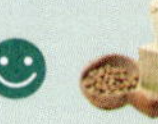

白萝卜　豆腐

有助于人体吸收豆腐中的营养，平稳血糖

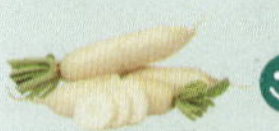

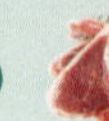

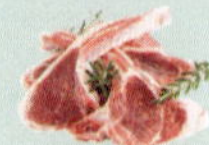

白萝卜　羊肉

有利于营养物质的吸收

总热量
75千卡

糖类
4.1克

蛋白质
11.0克

脂肪
2.1克

白萝卜羊肉卷 1人份

材料 羊肉50克，白萝卜100克。

调料 姜末、蒜末各3克，盐2克，酱油适量。

做法

1 白萝卜洗净，切薄片，用沸水焯软；羊肉剁成馅，放入碗内，加姜末、蒜末、酱油、盐，用勺子朝一个方向搅拌均匀，腌渍15分钟。

2 将羊肉馅放在萝卜片上，卷成卷，完全包住馅，用干净的牙签穿插固定，放进蒸盘中，上锅蒸20分钟即可。

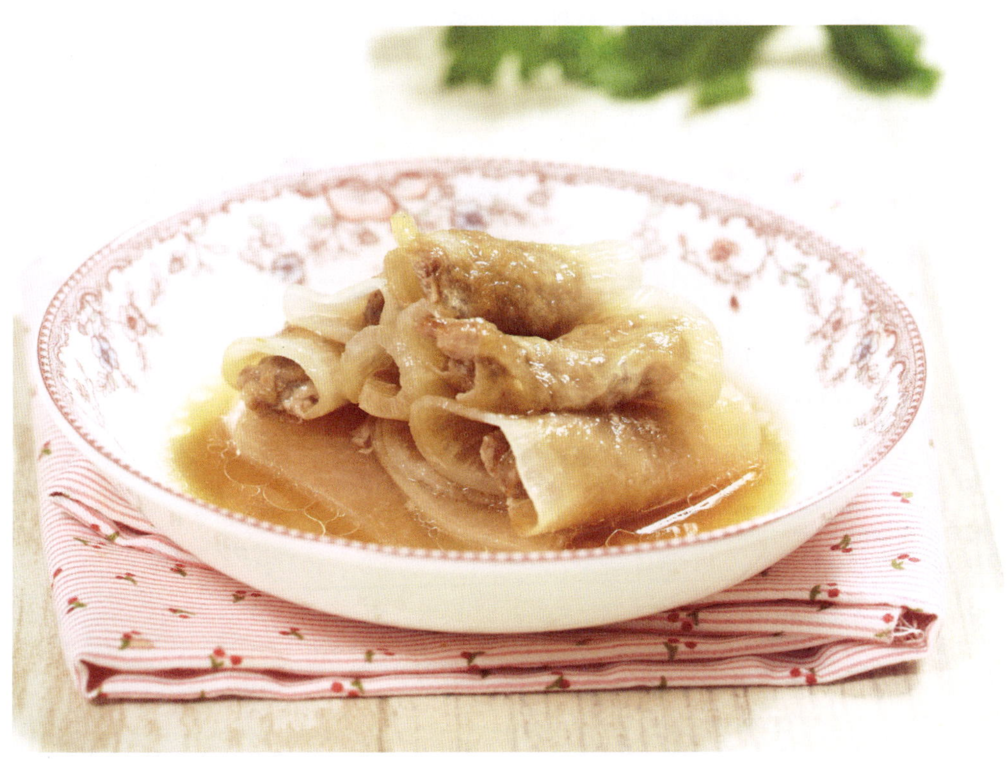

苦瓜

控血糖，修复胰岛

热量	控糖营养素
22 千卡	苦瓜苷

推荐用量

每日 50~100 克为宜

为什么适宜吃

控血糖、修复胰岛

苦瓜含有一种叫“苦瓜苷”的物质，素有“植物胰岛素”之称，具有控血糖、修复胰岛的作用，对糖尿病患者有益。

人群须知

推荐人群： 高血压、糖尿病、血脂异常患者；动脉硬化患者；肥胖者。

慎食人群： 脾胃虚寒者；体虚者。

营养师支招

将苦瓜洗净，切丁，放入榨汁机中，加适量饮用水榨成汁，加点柠檬，每日喝半杯到一杯，能帮助稳定餐后血糖，预防和减少糖尿病并发症。

营养巧搭配

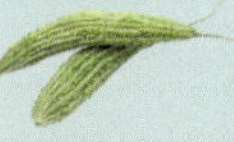

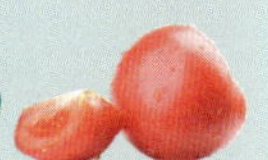

苦瓜　番茄

提供丰富的维生素，对糖尿病、高血压患者有益

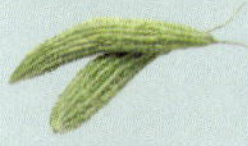
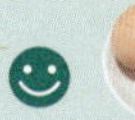
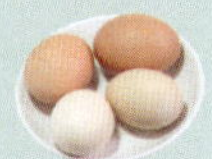

苦瓜　鸡蛋

具有美容除皱的功效

苦瓜番茄汤 ②人份

总热量 **108** 千卡

糖类 **14.3** 克

蛋白质 **3.1** 克

脂肪 **5.5** 克

材料 苦瓜、番茄各150克，胡萝卜25克。

调料 盐2克。

做法

1 苦瓜洗净，去瓤，切片；番茄洗净，切块；胡萝卜洗净，切块。

2 锅置火上，倒入植物油烧至七成热，放入胡萝卜块、番茄块翻炒片刻，加入适量清水煮沸，依次放入苦瓜片、盐煮至入味即可。

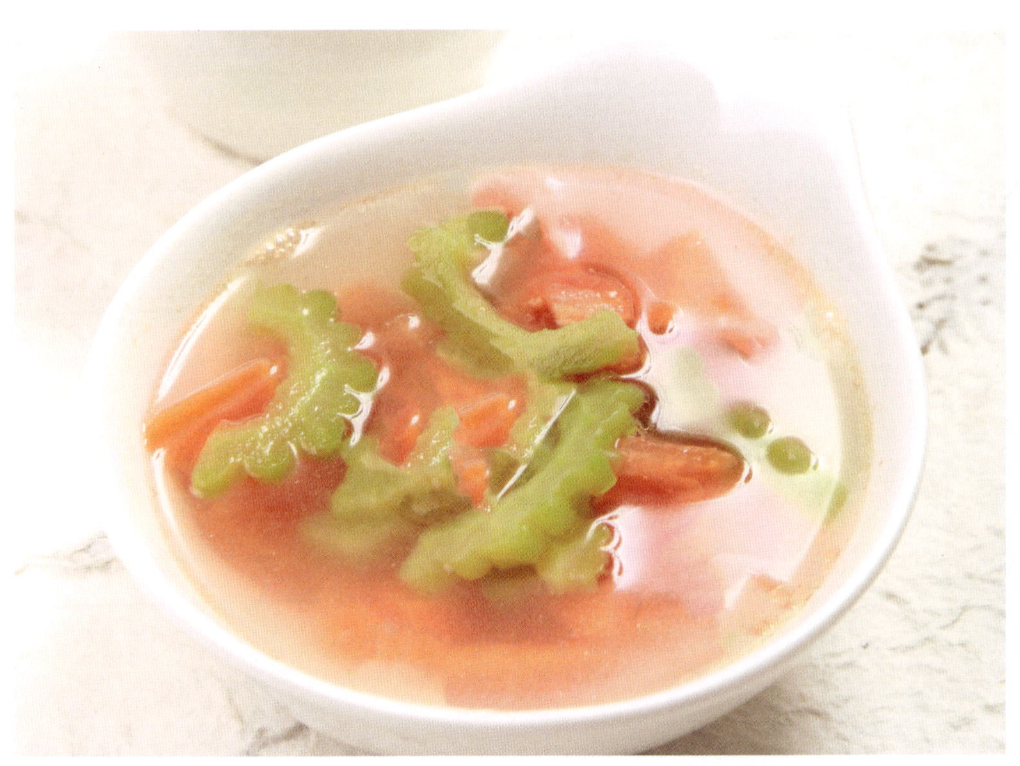

黄瓜

抑制糖类转变成脂肪

热　量	控糖营养素
16 千卡	丙醇二酸

推荐用量

每日 100~150 克为宜

为什么适宜吃

有效抑制糖类转变成脂肪

黄瓜所含的丙醇二酸能有效抑制糖类转变成脂肪，有助于控血糖、减体重。

人群须知

推荐人群：热病患者；肥胖者；糖尿病、高血压、血脂异常患者；癌症患者；嗜酒者。

慎食人群：脾胃虚弱者；腹痛腹泻者；肺寒咳嗽者。

营养师支招

黄瓜头部含有较多的苦味素，对人体有一定好处，不应丢弃。

营养巧搭配

黄瓜 ☺ 木耳

具有减肥、排毒的功效

黄瓜 ☺ 大蒜

能够降低胆固醇

总热量
80千卡

糖类
10.5克

蛋白质
2.6克

脂肪
3.6克

木耳拌黄瓜 2人份

材料 黄瓜250克，干木耳5克。

调料 蒜末5克，盐适量，香油3克。

做法

1 黄瓜洗净，切丝；干木耳温水泡发，洗净，切细丝，焯水，捞出凉凉。

2 将黄瓜丝、木耳丝放入盘中，放入蒜末、香油、盐拌匀即可。

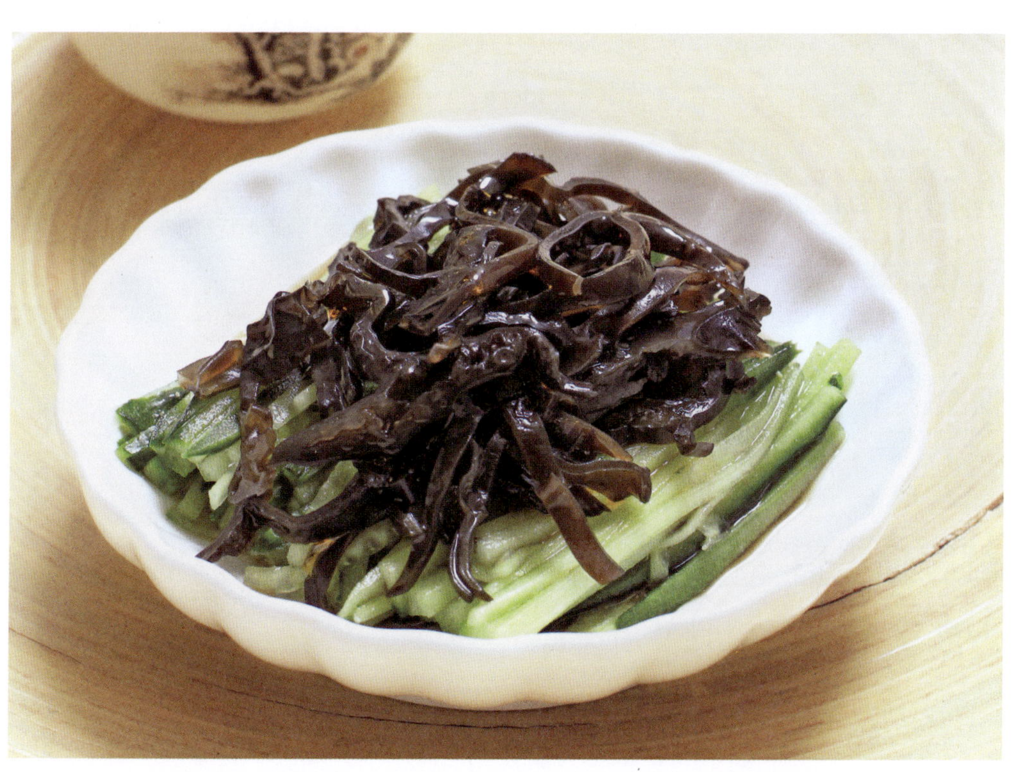

南瓜

促进胰岛素正常分泌

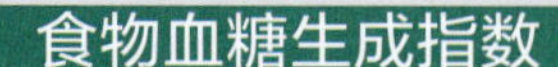

75 高

推荐用量

每日 100 克为宜

热　量

23 千卡

控糖营养素

铬

为什么适宜吃

促进胰岛素正常分泌

虽然南瓜的食物血糖生成指数比较高，但是南瓜中的铬是胰岛细胞合成胰岛素必需的微量元素，适量食用，可以促进胰岛素正常分泌，对辅治糖尿病、调控血糖有益。

人群须知

推荐人群： 糖尿病、高血压、血脂异常患者；便秘者；眼病患者。

慎食人群： 胃热者；气滞中满者；黄疸患者。

营养师支招

南瓜子具有杀虫作用，可将其晒干，再炒熟食用。

营养巧搭配

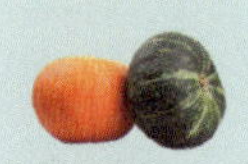  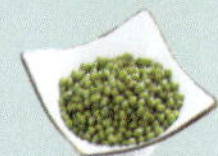

南瓜　绿豆

具有补中益气、清热生津的功效

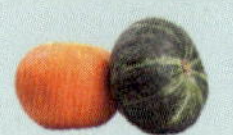  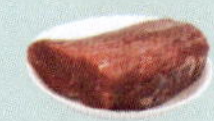

南瓜　牛肉

增强体质、预防脂肪摄入过量

总热量
574千卡

糖类
118.7克

蛋白质
19.4克

脂肪
1.8克

南瓜馒头 2人份

材料 南瓜、面粉各150克，酵母适量。

做法

1 将酵母用温水化开；南瓜去皮、去瓤，洗净，切块，蒸熟，捣成泥。

2 将南瓜泥、面粉和酵母水一起揉成面团，放温暖处醒发至2倍大，再将面团分成剂子，整形，放在笼屉上，静置20分钟，冷水上锅，上汽15分钟关火，再闷一会儿，出锅即可。

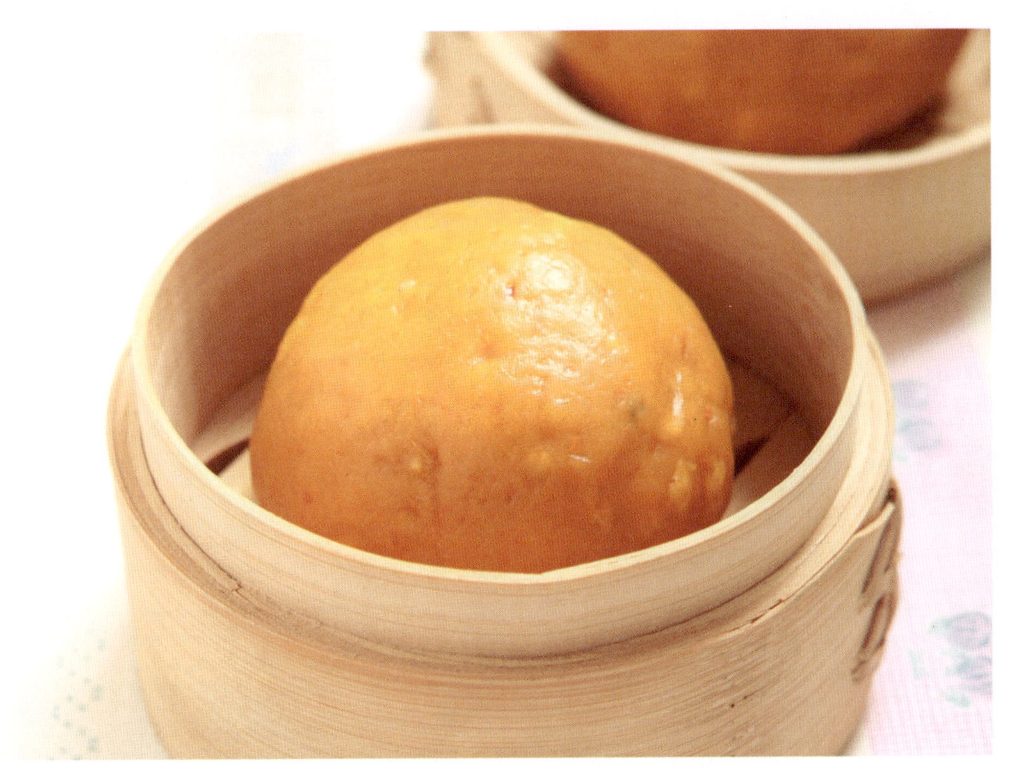

冬瓜

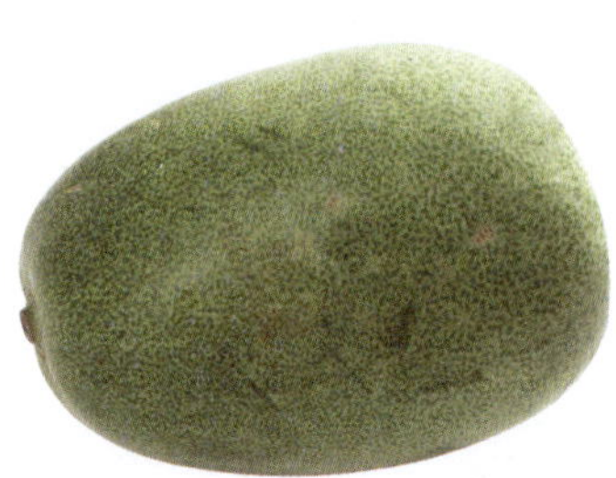

减肥，控糖

热　量	控糖营养素
10 千卡	丙醇二酸、葫芦巴碱
推荐用量	
每日 100 克为宜	

为什么适宜吃

能有效抑制糖类转化为脂肪

冬瓜含有丙醇二酸和葫芦巴碱，能有效抑制体内的糖类转化为脂肪，对肥胖的 2 型糖尿病患者有益。

人群须知

推荐人群： 肾病、水肿、肝硬化患者；癌症患者；高血压、糖尿病、冠心病患者。

慎食人群： 脾胃虚弱者；阳虚肢冷者；尿频者。

营养师支招

冬瓜性寒，为中和其寒性，烹饪时可搭配羊肉，或加蒜、姜、洋葱、豆豉等偏温配料，能够起到暖胃的功效。

营养巧搭配

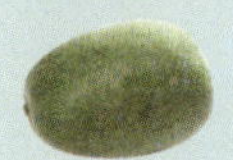

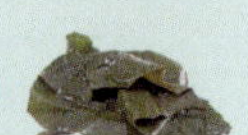

冬瓜　海带

具有降血压、降血脂的作用

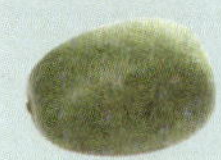

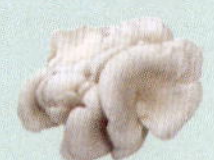

冬瓜　蘑菇

具有清热去火、除烦止渴、滋阴美容的功效

总热量
28千卡

糖类
6.3克

蛋白质
1.2克

脂肪
0.5克

冬瓜海带汤 ②人份

材料 冬瓜200克，水发海带50克。

调料 盐、葱段各适量。

做法

1 冬瓜洗净，去皮、去瓤，切块；海带洗净，切片。

2 锅置火上，倒适量清水，放入冬瓜块、海带片煮沸，出锅前撒上葱段，放少许盐调味即可。

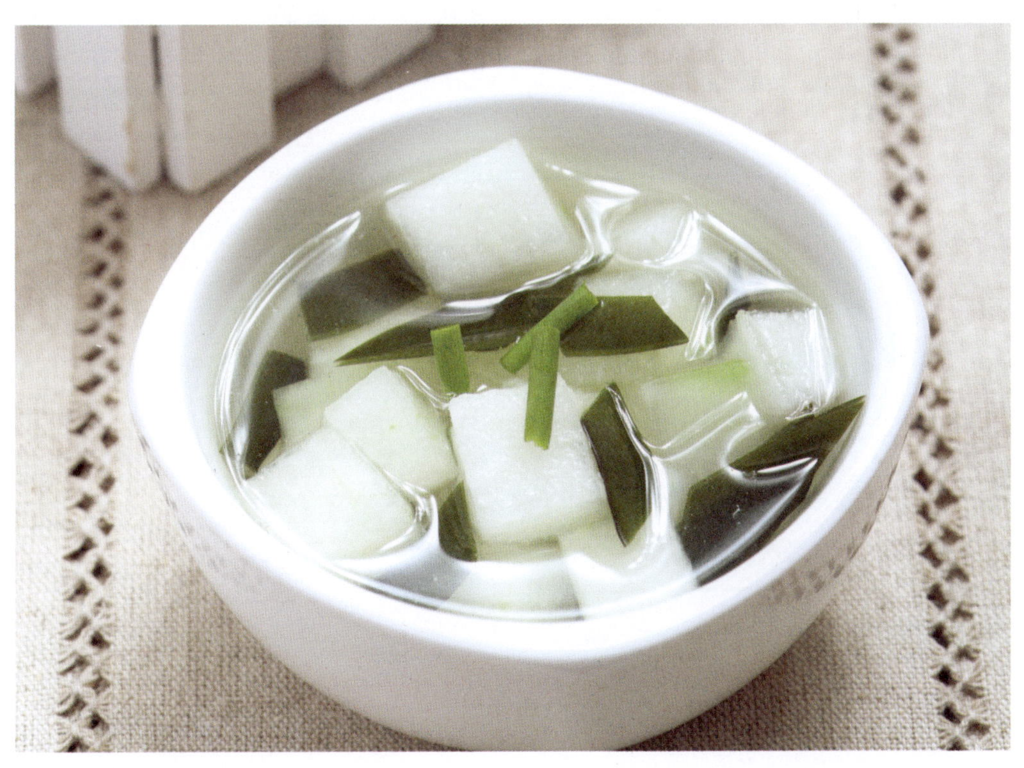

银耳

提高胰岛素活性

热　量	控糖营养素
261 千卡（干）	膳食纤维、银耳多糖
推荐用量	
每日 5~10 克（干）为宜	

为什么适宜吃

延缓血糖上升速度，提高胰岛素活性

银耳含有丰富的膳食纤维，糖尿病患者食用后有延缓血糖上升的作用。此外，银耳含有较多的银耳多糖，能提高胰岛素活性。

人群须知

推荐人群：癌症患者；女性。

慎食人群：湿热生痰者。

营养师支招

银耳泡发后，加适量清水蒸 1 小时，加适量木糖醇食用，能帮助调理糖尿病患者的便秘不适。

营养巧搭配

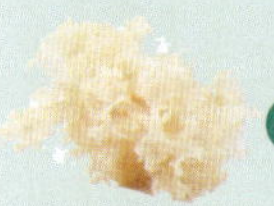

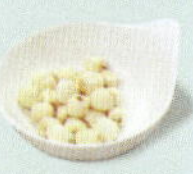

银耳　　莲子

具有清除黄褐斑、养心安神的功效

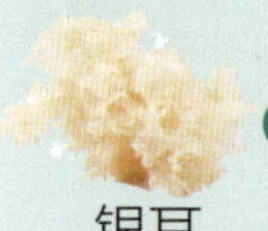

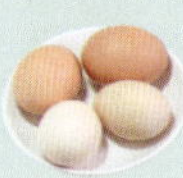

银耳　　鸡蛋

银耳中的胶质可防止人体吸收过多的胆固醇，减轻血管硬化症状

总热量
132 千卡

糖类
31.1 克

蛋白质
3.1 克

脂肪
0.4 克

莲子红枣银耳汤 1人份

材料 干银耳、干莲子各 8 克，红枣 30 克。

调料 木糖醇适量。

做法

1 干银耳用清水泡发，洗净，去蒂，撕小朵；干莲子洗净，用清水泡透，去心；红枣洗净。

2 砂锅置火上，放入银耳、莲子、红枣，倒入没过锅中食材 3 指的温水，大火煮开后转小火煮 1 小时，加木糖醇搅匀即可。

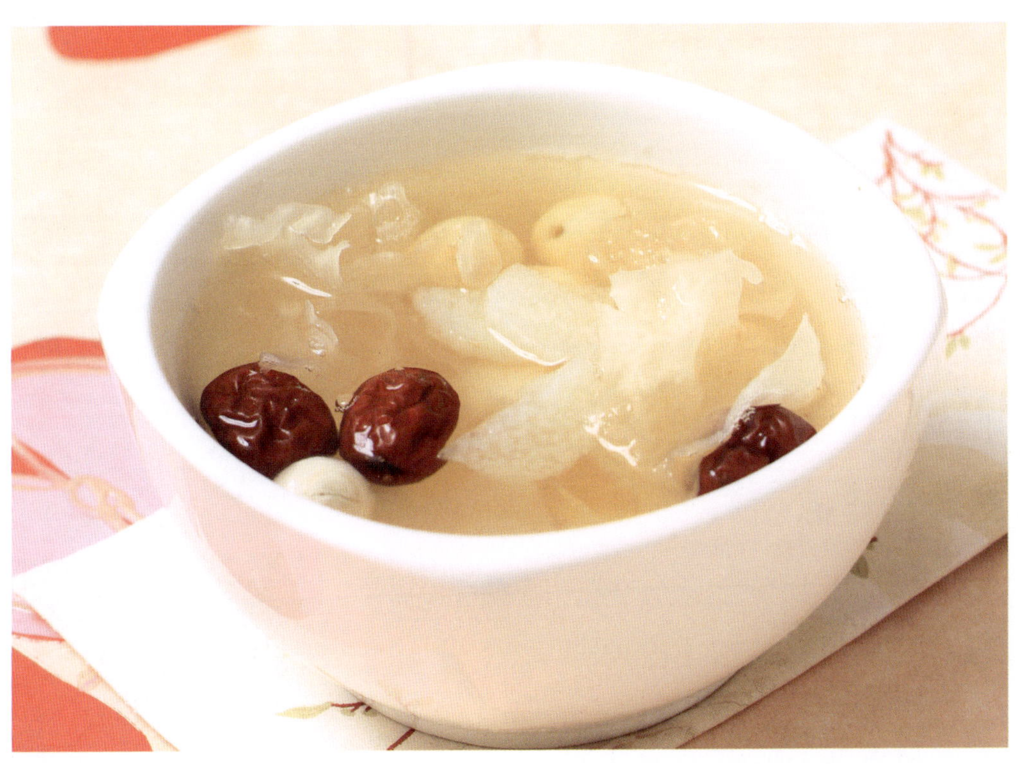

海带

延缓胃排空和血糖上升

热　　量	控糖营养素
16 千卡（水发）	岩藻多糖

推荐用量

每日 100 ~ 150 克（水发）为宜

为什么适宜吃

延缓血糖上升

海带含有岩藻多糖，能延缓胃排空和食物通过小肠的时间，对糖尿病有辅助治疗作用。

人群须知

推荐人群：高血压、血脂异常、糖尿病患者；冠心病、动脉硬化患者；骨质疏松患者；营养不良性贫血患者。

慎食人群：脾胃虚寒者；甲亢患者。

营养师支招

吃海带后不要马上喝浓茶、吃酸涩的水果，否则会阻碍体内铁的吸收。

营养巧搭配

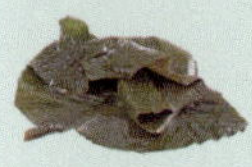

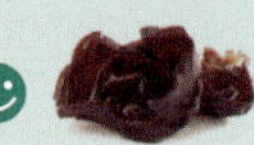

海带　木耳

能缓解便秘、促进营养吸收

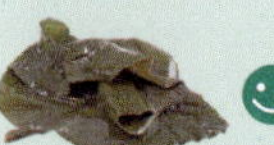

海带　豆腐

清热消肿、降压控糖

总热量
405千卡

糖类
18.1克

蛋白质
28.1克

脂肪
26.3克

海带结烧豆腐 3人份

材料 海带结150克，豆腐400克。

调料 葱花10克，姜丝、生抽、老抽各3克，盐1克。

做法

1 海带结泡洗干净；豆腐洗净，切小块。

2 把豆腐块和海带结放入沸水中焯一下。

3 锅置火上，倒入植物油烧至六成热，爆香姜丝和葱花。

4 放入海带结、豆腐块，加少量水、剩余调料，焖熟即可。

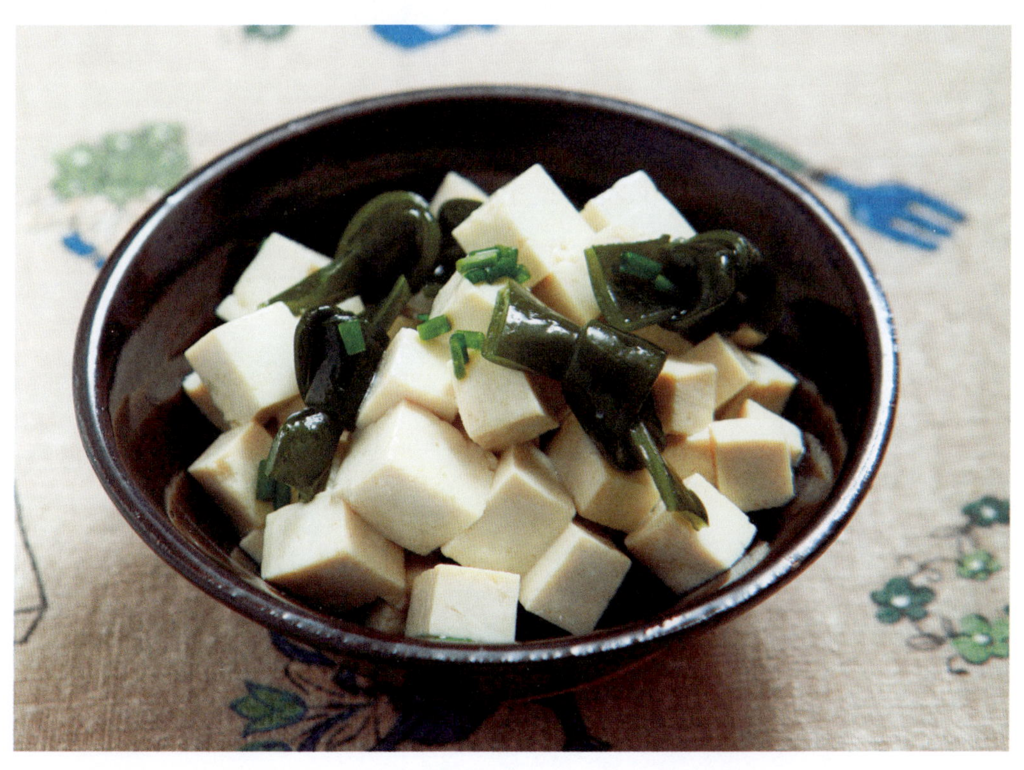

紫菜

修复胰岛细胞

热　量

250 千卡（干）

推荐用量

每日 3 ~ 5 克为宜

控糖营养素

紫菜多糖、硒

为什么适宜吃

稳定空腹血糖，修复胰岛细胞

紫菜含有丰富的紫菜多糖，对稳定空腹血糖有益。其所含的硒能防止胰岛 β 细胞被氧化破坏，可修复胰岛细胞，有助于稳定血糖。

人群须知

推荐人群：缺碘性甲状腺肿患者；慢性支气管炎患者；肺病初期患者。

慎食人群：消化功能不良者；腹痛便溏者；脾胃虚寒者。

营养师支招

紫菜易受潮变质，因此宜密封保存，且要置于低温干燥处。

营养巧搭配

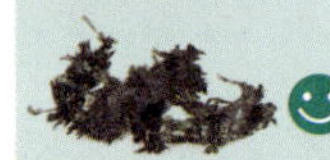

紫菜

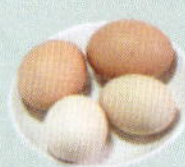

鸡蛋

紫菜中含有的钙能促进人体对鸡蛋中维生素 B_{12} 的吸收

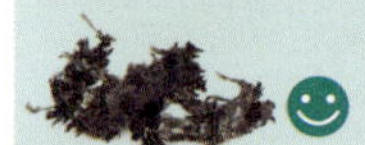

紫菜

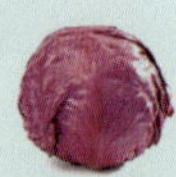

紫甘蓝

能更好地促进营养吸收

总热量
137 千卡

糖类
6.8 克

蛋白质
9.2 克

脂肪
8.8 克

紫菜番茄蛋花汤 1人份

材料 番茄100克，紫菜5克，鸡蛋1个。

调料 盐、香油各2克，生抽、香菜末、葱花各适量。

做法

1 番茄洗净，去皮，切小块；紫菜泡发洗净，撕小片；鸡蛋打散。

2 锅置火上，倒入植物油烧至六成热，放入葱花炒香，放入番茄块翻炒一下，加生抽、盐炒匀，再加适量水，大火烧开后煮1~2分钟，加入紫菜，淋入蛋液，最后加入香油、香菜末即可。

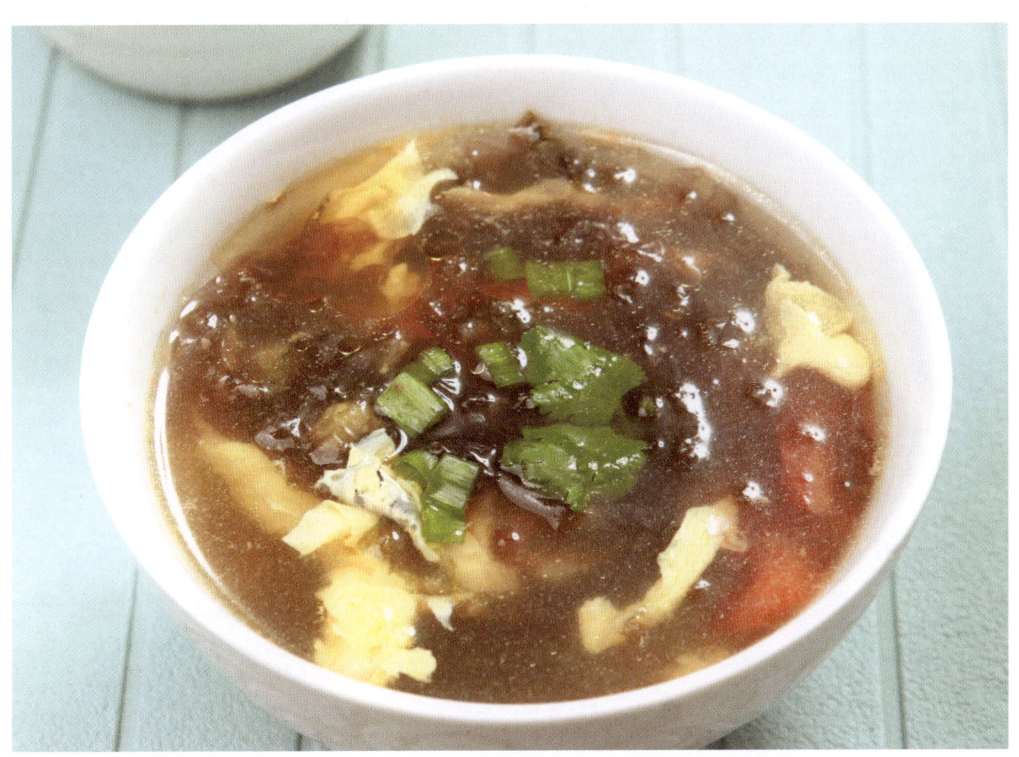

香菇

促进肝糖原合成

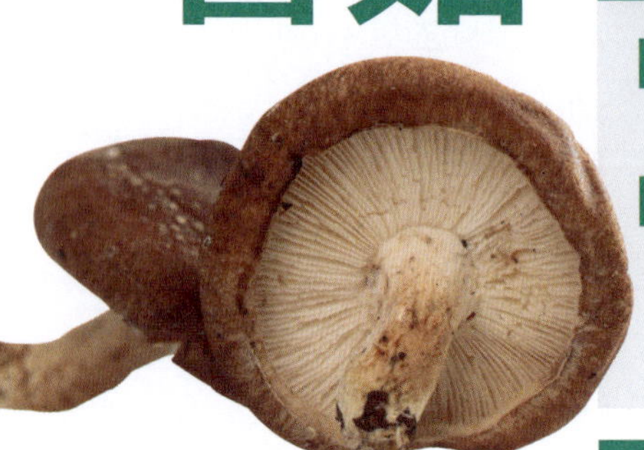

热　量	控糖营养素
26 千卡（鲜）	香菇多糖、B 族维生素
推荐用量	
每日 2~4 朵为宜（鲜）	

为什么适宜吃

改善糖耐量，减轻糖尿病症状

香菇所含的香菇多糖能够调节糖代谢，改善糖耐量，促进肝糖原合成，减少肝糖原分解，减轻糖尿病症状。此外，香菇富含 B 族维生素，也有助于平稳血糖。

人群须知

推荐人群：佝偻病患者；动脉硬化患者；体质虚弱者。

慎食人群：脾胃寒湿气滞者。

营养师支招

购买香菇时不要挑选长得特别大的，因为这样的香菇多是用激素催大的。

营养巧搭配

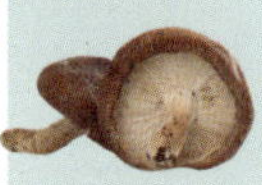

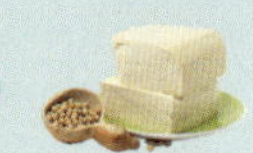

香菇　豆腐

具有降低血液胆固醇和血压的功效

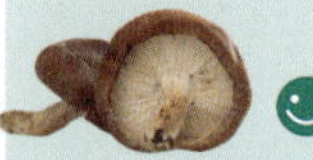

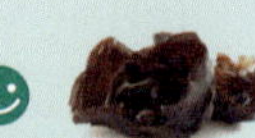

香菇　木耳

具有降压降脂的作用

总热量
33千卡

糖类
7.2 克

蛋白质
2.1 克

脂肪
0.3 克

香菇木耳汤 1人份

材料 鲜香菇、水发木耳各 50 克，胡萝卜 20 克。

调料 鸡汤、酱油各适量，盐、姜粉各 1 克。

做法

1 香菇洗净，去蒂，切片；木耳洗净，撕小朵；胡萝卜洗净，切片。

2 锅置火上，将鸡汤倒入锅中煮沸，加入香菇片、木耳、胡萝卜片煮开，然后放入酱油、盐、姜粉调味即可。

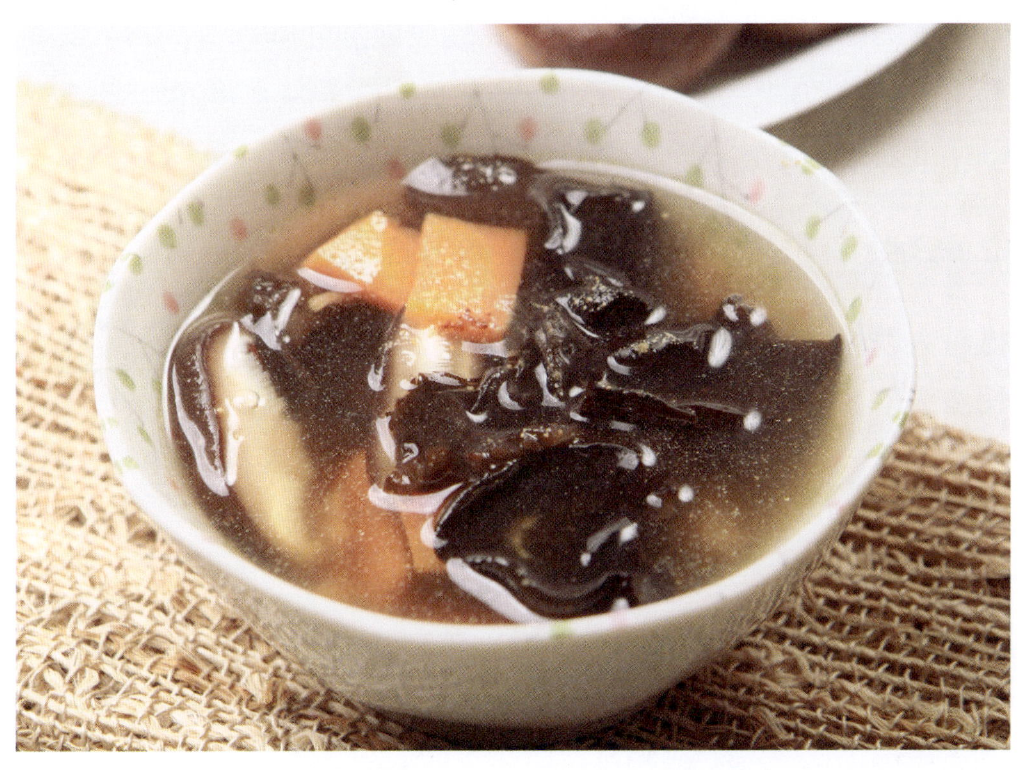

水果类

苹果

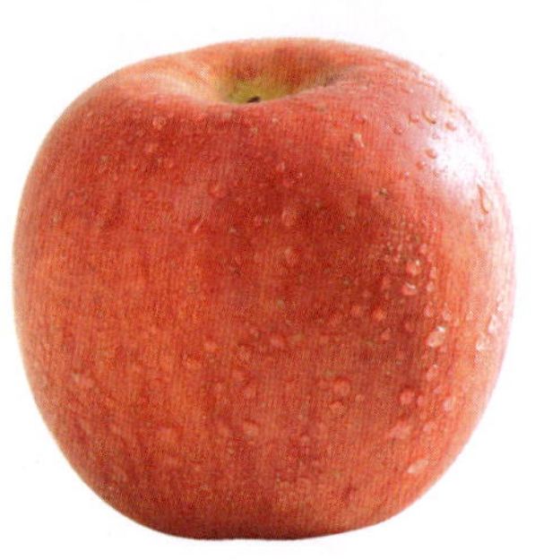

维持胰岛素的功能

食物血糖生成指数

36 低

热　量

53 千卡

推荐用量

每日 100~150 克为宜

控糖营养素

铬、维生素 C

为什么适宜吃

提高糖尿病患者对胰岛素的敏感性

苹果含有的铬能提高糖尿病患者对胰岛素的敏感性；含有的苹果酸可以稳定血糖，预防老年糖尿病。此外，苹果中的维生素 C 有助于维持胰岛素功能，调节机体血糖水平。

人群须知

推荐人群：一般人群。

慎食人群：溃疡性结肠炎患者。

营养师支招

苹果淋点水，表皮放点盐轻搓、去掉残留农药，洗净后可带皮直接吃，有助于延缓餐后血糖上升。但糖心苹果不适合血糖高的人食用。

营养巧搭配

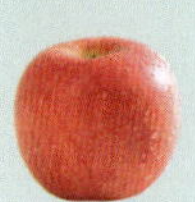

苹果

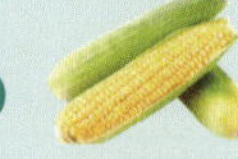

玉米

具有健脾胃、助消化的功效，有益于经常便秘的糖尿病患者

总热量
311千卡

糖类
36.5克

蛋白质
24.6克

脂肪
8.6克

苹果玉米汤 2人份

材料 苹果、玉米、鸡腿各100克。

调料 姜片、盐各适量。

做法

1 鸡腿去皮，焯一下；苹果、玉米洗净，苹果去皮切块，玉米切段。

2 锅置火上，倒入适量清水，然后放入鸡腿、玉米段、苹果块和姜片，大火煮沸，再转小火煲40分钟，最后加盐调味即可。

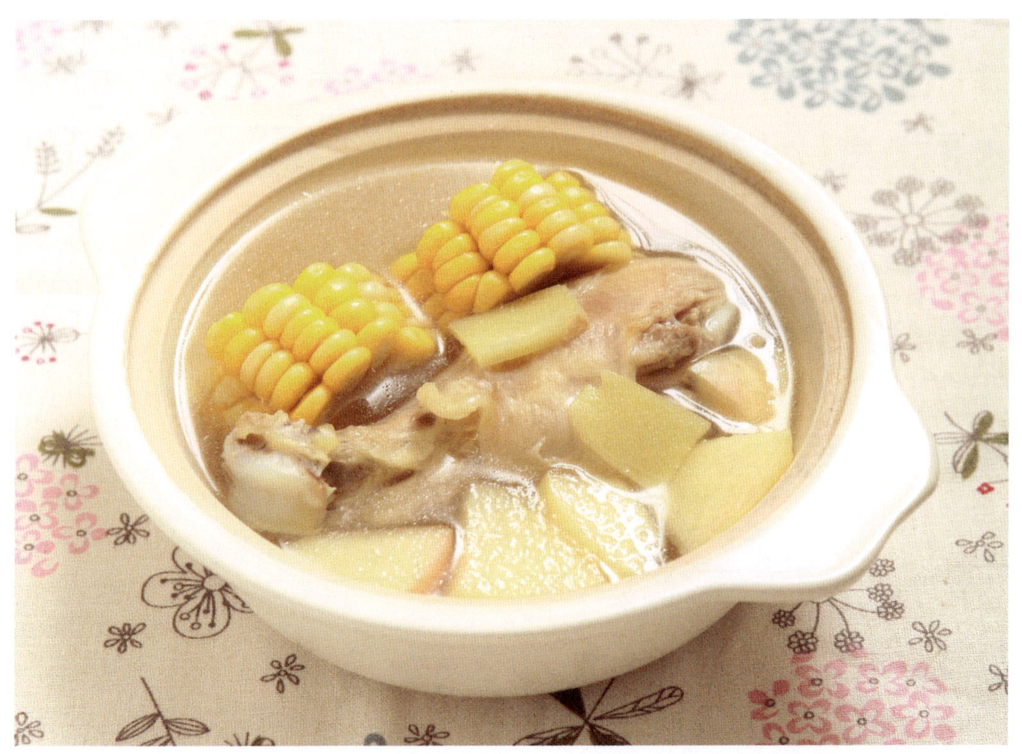

橘子

延缓葡萄糖的吸收

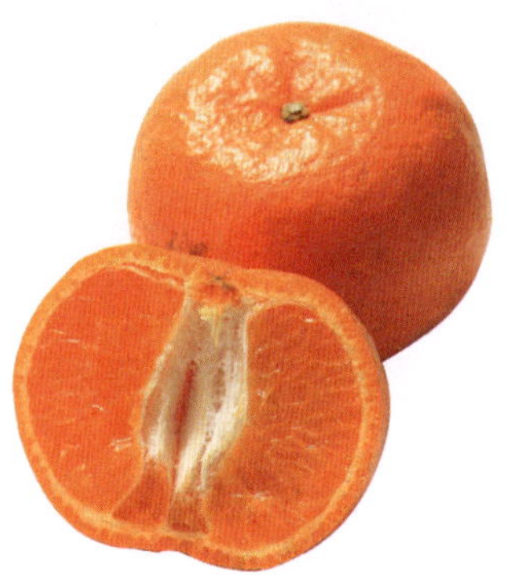

食物血糖生成指数	推荐用量
43 低	每日 1~2 个为宜
热　量	**控糖营养素**
44 千卡	膳食纤维

为什么适宜吃

延缓葡萄糖的吸收，维持胰岛素功能

橘子所含的膳食纤维能延缓葡萄糖的吸收，降低机体对胰岛素的需求，延缓血糖上升速度。

人群须知

推荐人群： 急、慢性支气管炎患者；心血管病患者；高血压患者。

慎食人群： 风寒咳嗽者。

营养师支招

橘子一次不宜食用过多，否则容易“上火”，促发口腔炎、牙周炎等症。

吃完橘子后一定要及时漱口，以免伤害牙釉质。

营养巧搭配

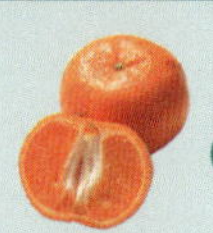

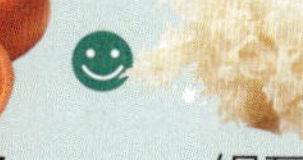

橘子　银耳

促进营养成分的吸收，有助于控血糖

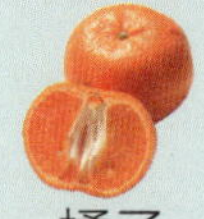
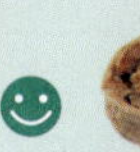
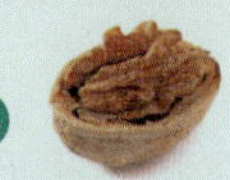

橘子　核桃

不仅能促进铁的吸收，还能延缓葡萄糖的吸收

总热量
65 千卡

糖类
15.4 克

蛋白质
1.8 克

脂肪
0.2 克

橘瓣银耳羹 1人份

材料 橘子100克，干银耳3克，枸杞子5克。

做法

1 银耳用清水泡发，择洗干净，撕小朵；橘子去皮，分瓣。

2 锅置火上，放入银耳和适量清水，大火烧开后转小火煮至汤汁略稠，加橘子瓣、枸杞子煮2分钟即可。

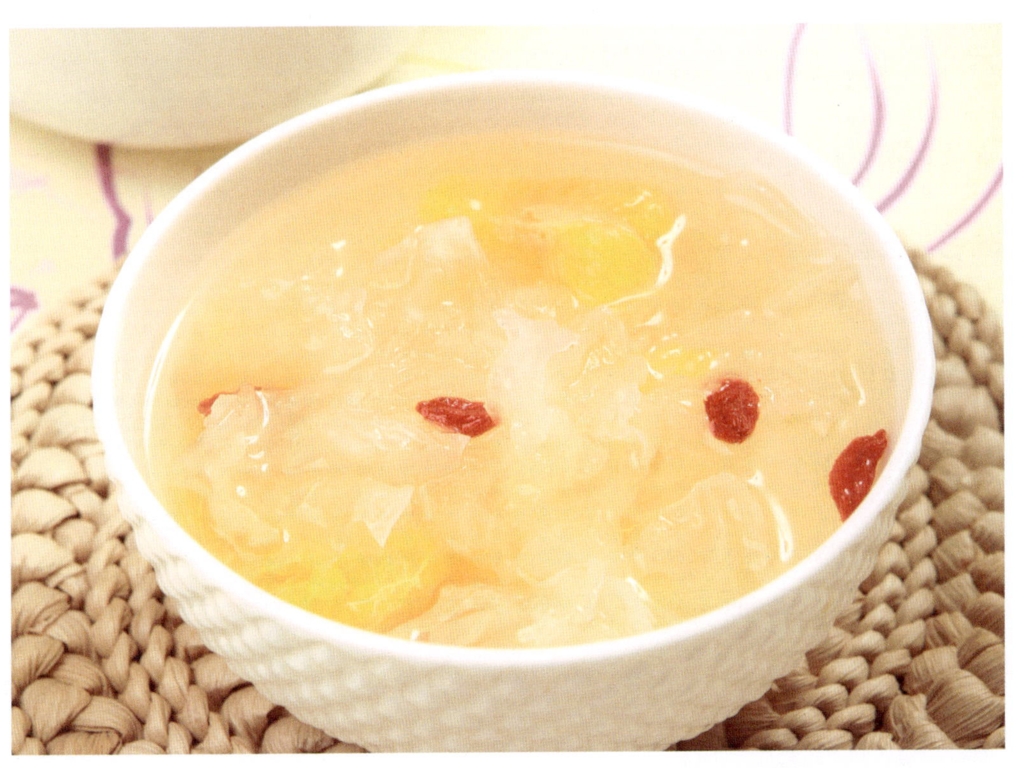

柚子

减轻胰岛 β 细胞的负担

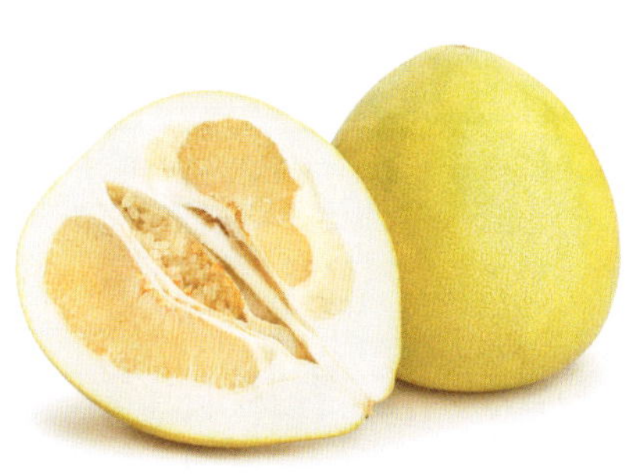

食物血糖生成指数	推荐用量
25 低	每日 50~100 克为宜
热　　量	**控糖营养素**
42 千卡	铬

为什么适宜吃

减轻胰岛β细胞的负担

柚子中含有的铬可增强胰岛素活性，减轻胰岛 β 细胞的负担。另外，柚子还能改善烦渴多饮的症状。

人群须知

推荐人群： 消化不良者；慢性支气管炎患者；心脑血管疾病患者；醉酒者。

慎食人群： 服药者。

营养师支招

在服药特别是降压药期间，不要吃柚子或饮用柚子汁，否则可能产生血压骤降等不良反应。

营养巧搭配

柚子 ☺ 彩椒

有助于预防血管病变，还能降血压

总热量
172千卡

糖类
22.8克

蛋白质
7.5克

脂肪
6.1克

三丝拌柚块 ②人份

材料 去皮柚子200克，香菜10克，红彩椒、豆腐丝各25克。

调料 盐2克，香油3克。

做法

1 柚子肉切块；香菜择洗干净，切段；红彩椒洗净，去蒂除子，切丝；豆腐丝洗净，切段，放入沸水中焯透，捞出，过凉，沥干水分。

2 将柚子肉、香菜段、红彩椒丝、豆腐丝放入盘中，加盐和香油拌匀即可。

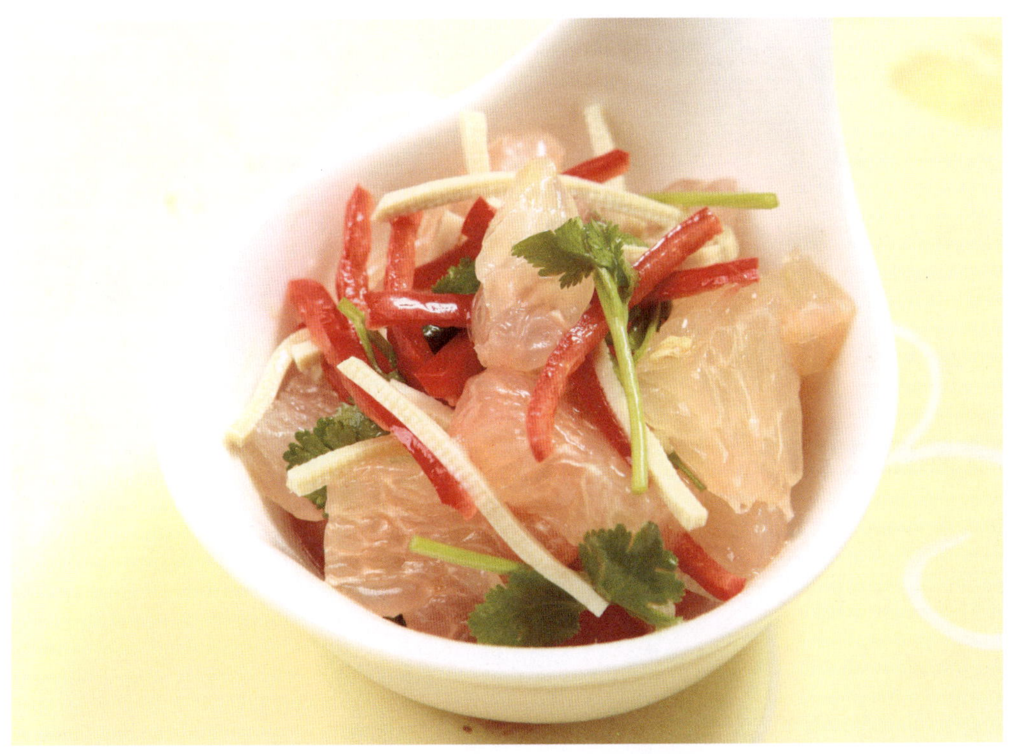

樱桃

抗氧化，保护胰岛细胞

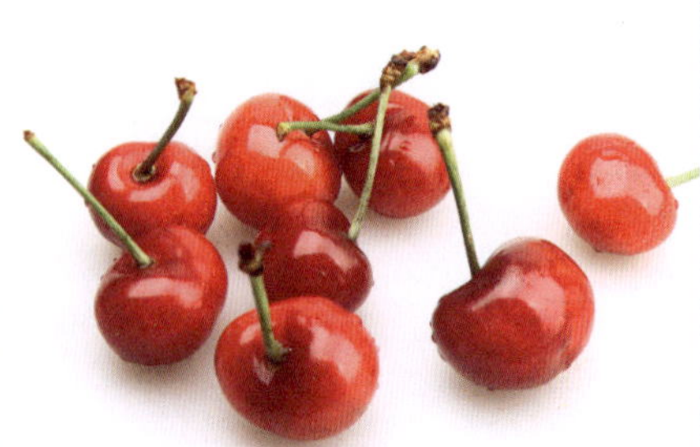

食物血糖生成指数	推荐用量
22 低	每日 30~50 克为宜
热　　量	控糖营养素
46 千卡	花青素

为什么适宜吃

抗氧化，保护胰岛细胞

樱桃富含的花青素有助于保护胰岛细胞，避免氧化损伤。此外，樱桃是低热量、低糖水果，食用后不会快速升高血糖。

人群须知

推荐人群： 缺铁性贫血患者；女性；糖尿病、高血压患者。

慎食人群： 热病患者；虚热咳嗽者。

营养师支招

樱桃不宜多吃，因为它含有一定量的氰苷，食用过多有可能引起铁中毒或氰化物中毒。

营养巧搭配

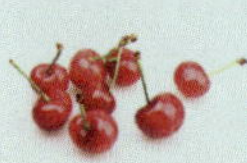

樱桃

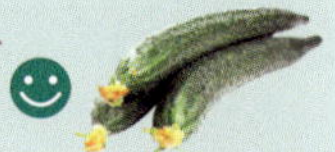

黄瓜

具有控压降脂的功效

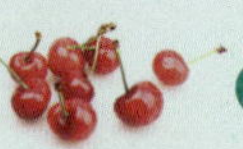

樱桃

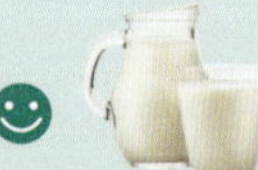

牛奶

有利于糖尿病患者控制血糖和血压

总热量
78千卡

糖类
16.0克

蛋白质
2.7克

脂肪
0.6克

樱桃黄瓜汁 2人份

材料 黄瓜200克，樱桃100克。

做法

1 黄瓜洗净，切块；樱桃洗净，去核。

2 将黄瓜块和樱桃放入榨汁机中，加适量饮用水榨成汁即可。

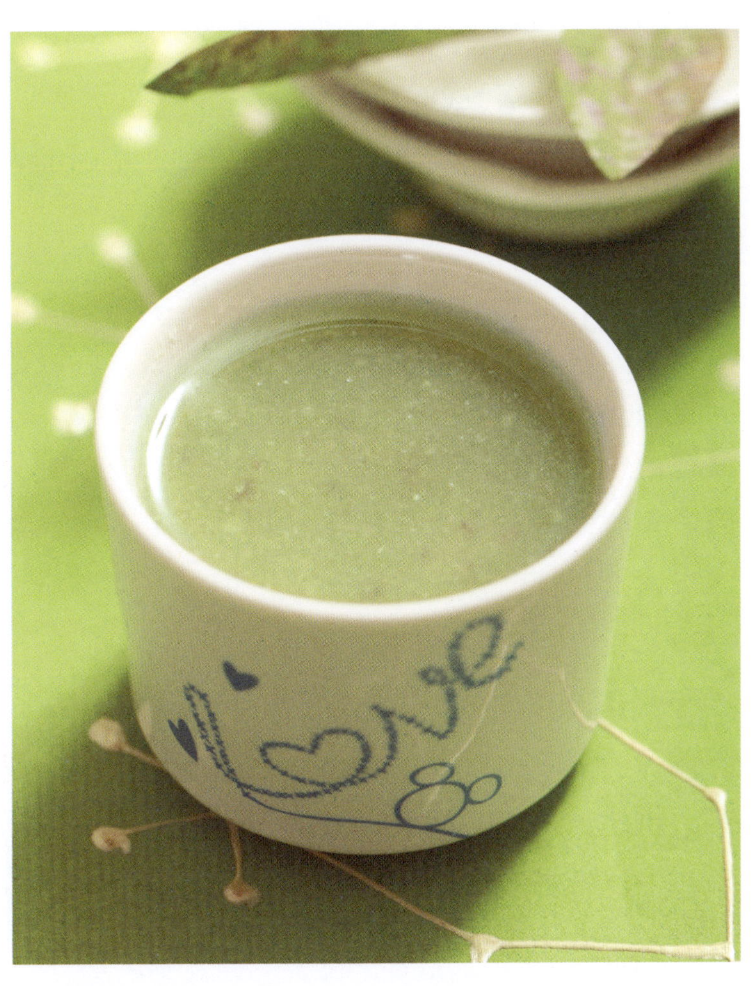

草莓

降低葡萄糖的吸收速度

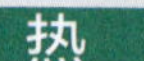

热量

32 千卡

推荐用量

每日 100 克为宜

控糖营养素

膳食纤维

为什么适宜吃

降低葡萄糖的吸收速度

草莓的热量较低，且含有丰富的膳食纤维，能够降低葡萄糖的吸收速度，不易引起血糖剧烈波动。

人群须知

推荐人群： 风热咳嗽、咽喉肿痛者；癌症患者；便秘者。

慎食人群： 痰湿内盛者；尿路结石患者。

营养师支招

不要食用畸形草莓，这种草莓往往是在种植过程中滥用激素造成的，长期大量食用这样的草莓，有可能损害人体健康。

营养巧搭配

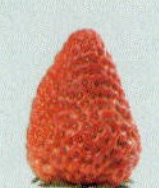

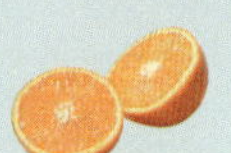

草莓　橙子

二者均含有丰富的膳食纤维和维生素，有利于稳定血糖

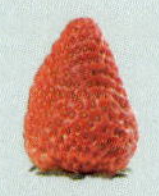

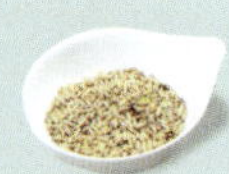

草莓　燕麦

促进铁的吸收、调脂降压

总热量
82千卡

糖类
13.6克

蛋白质
2.3克

脂肪
2.5克

草莓拌黄瓜 ②人份

材料 草莓150克，黄瓜100克。

调料 盐、香油各2克。

做法

1 草莓洗净，去蒂，对半切开；黄瓜洗净，切块。

2 取碗加盐、香油调成味汁。

3 取盘放入草莓、黄瓜块，加味汁拌匀即可。

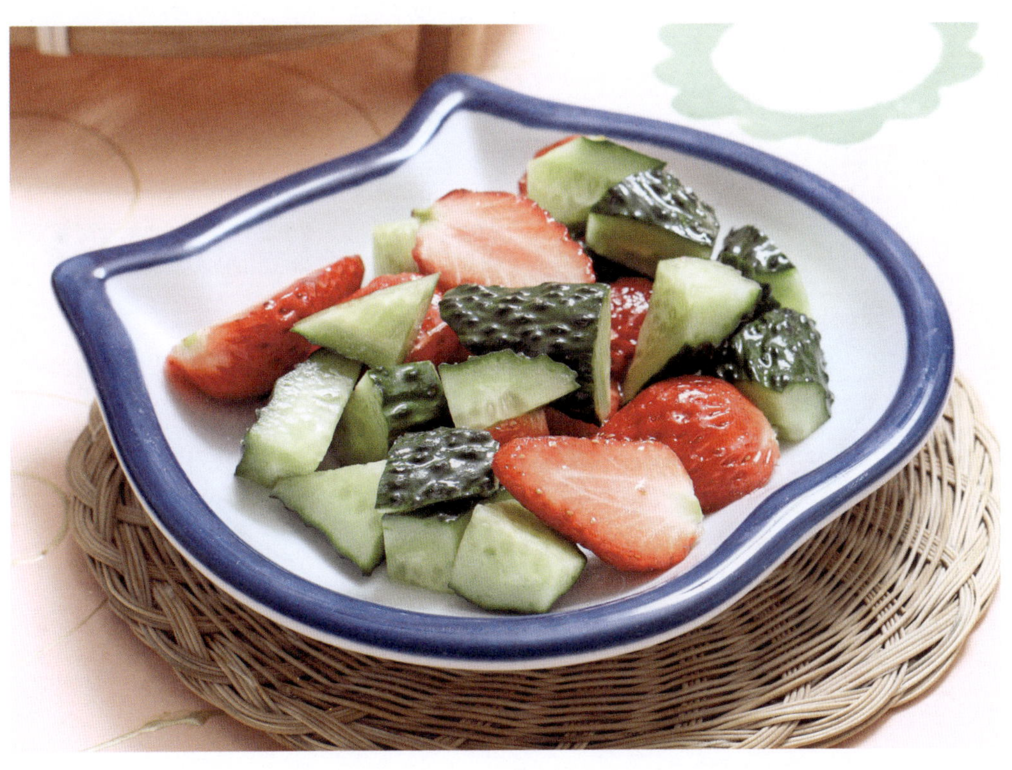

猕猴桃

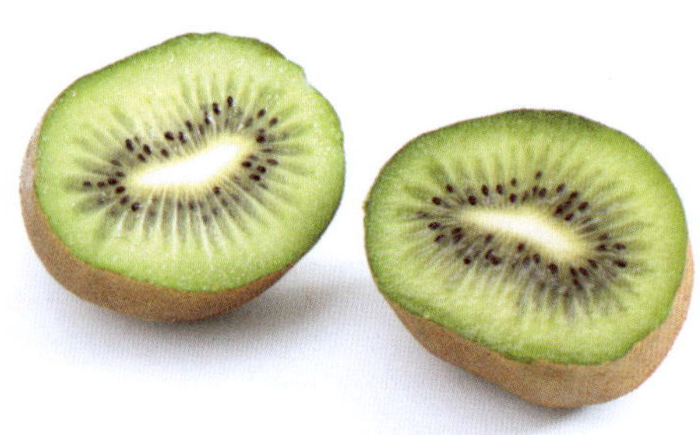

调节糖代谢

食物血糖生成指数	推荐用量
52 低	每日 100 克为宜
热　　量	**控糖营养素**
61 千卡	维生素 C、肌醇

为什么适宜吃

调节糖代谢

猕猴桃中的肌醇是天然糖醇类物质，对调节糖代谢有益。此外，猕猴桃富含维生素 C，有助于保护胰岛细胞。

人群须知

推荐人群：情绪低落者；常吃烧烤者；癌症患者；高血压、冠心病患者。

慎食人群：脾胃虚寒者；尿频者。

营养师支招

有些儿童食用猕猴桃会引起过敏反应，食用前应注意。

营养巧搭配

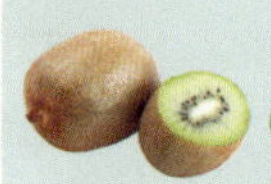

猕猴桃

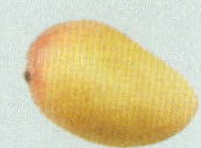

芒果

促进铁的吸收，而且二者均富含维生素 C，有助于平稳血糖

总热量
183 千卡

糖类
23.1 克

蛋白质
9.9 克

脂肪
6.4 克

鸡蛋水果沙拉 ②人份

材料 猕猴桃 100 克，芒果 50 克，鸡蛋 1 个，原味酸奶 30 克。

做法

1 鸡蛋煮熟，去壳，切小块；猕猴桃洗净，去皮，切丁；芒果洗净，去核，切丁。

2 取盘，放入鸡蛋丁、猕猴桃丁、芒果丁。

3 将原味酸奶淋在水果丁上拌匀即可。

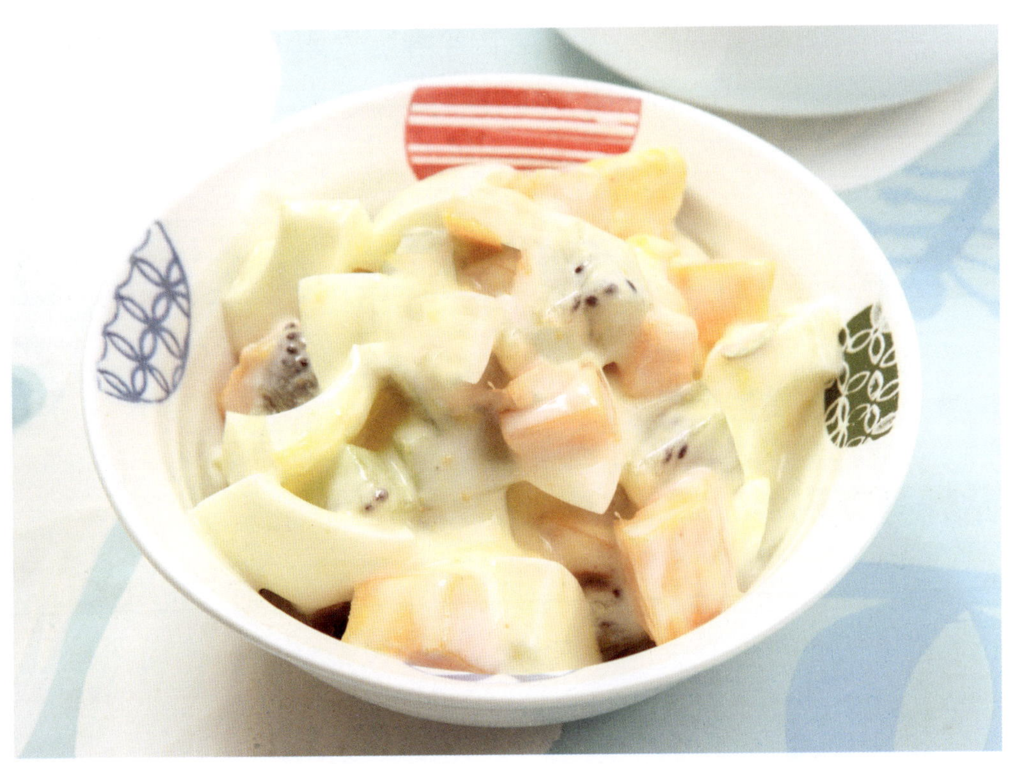

肉类

牛肉

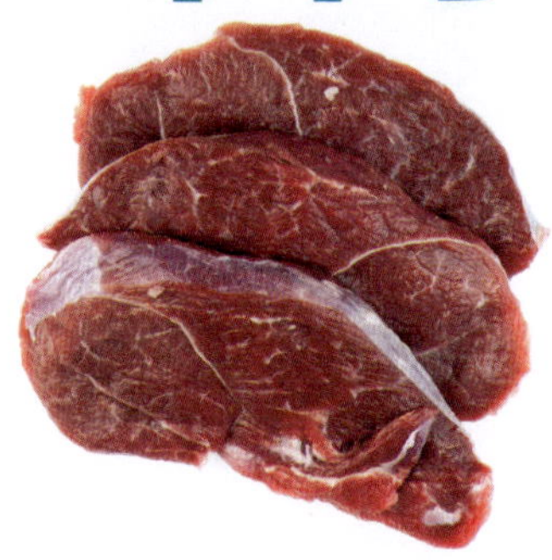

提高对葡萄糖的利用

热　　量	控糖营养素
125 千卡	锌

推荐用量

每日 40~75 克为宜

为什么适宜吃

提高肌肉和脂肪细胞对葡萄糖的利用

牛肉中的锌元素会提高胰岛素原转化为胰岛素的能力，提高肌肉和脂肪细胞对葡萄糖的利用，降低血糖浓度。

人群须知

推荐人群：重体力劳动者或运动员；缺铁性贫血患者；病后需要调养者。

慎食人群：肾病患者。

营养师支招

可将烘烤好的牛瘦肉包入生菜中食用，也可将蒸煮好的牛瘦肉切成片夹入全麦面包中食用。

营养巧搭配

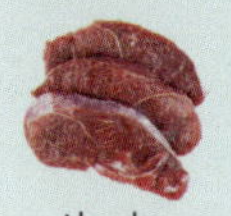

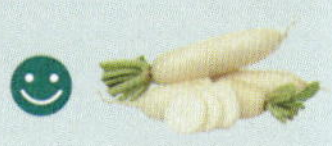

牛肉　白萝卜

有助于补肺强体

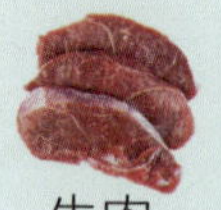

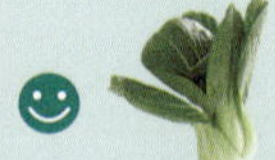

牛肉　油菜

增强体力、预防便秘

萝卜烧牛肉 2人份

总热量 297千卡

糖类 32.5克

蛋白质 24.9克

脂肪 8.4克

材料 白萝卜、牛肉各100克，胡萝卜、栗子各50克。

调料 葱段、姜片各5克，酱油适量。

做法

1 白萝卜和胡萝卜洗净，切块；牛肉洗净，切块，煮至七成熟，捞出；栗子去壳取肉。

2 锅烧热放油，将葱段、姜片爆香，放牛肉块、白开水、酱油，用大火烧开，放入白萝卜块、胡萝卜块、栗子肉，烧至变软后收汁即可。

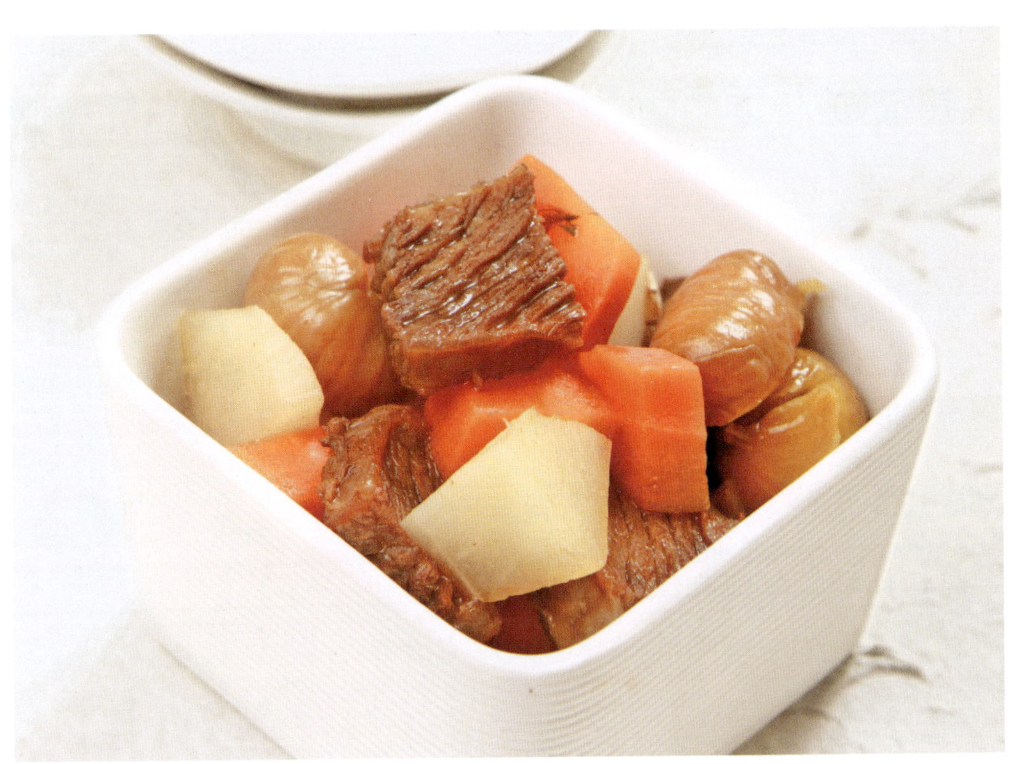

鸡肉

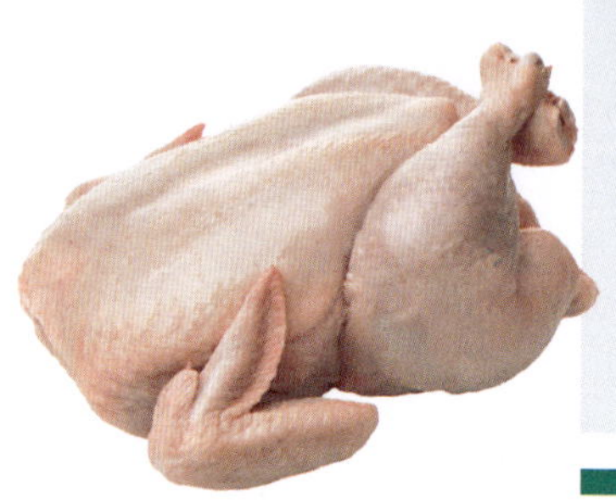

提高胰岛素原的转化能力

热　　量	控糖营养素
145 千卡	锌、优质蛋白质
推荐用量	
每日 40~75 克为宜	

为什么适宜吃

提高胰岛素原的转化能力

鸡肉含有丰富的锌，可提高胰岛素原的转化能力。此外，鸡肉含有丰富的优质蛋白质，是糖尿病患者摄取蛋白质的重要来源。

人群须知

推荐人群：心脑血管病患者；腰膝酸软、耳鸣耳聋者；面色萎黄者；产后少乳者。

慎食人群：感冒发热、痰湿偏重者。

营养师支招

鸡胸肉所含脂肪和热量低于鸡腿肉，去皮的鸡腿肉所含脂肪量低于牛肉、羊肉。

营养巧搭配

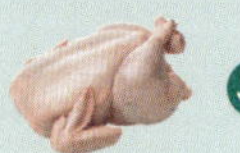

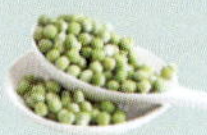

鸡肉　豌豆

有利于蛋白质的吸收，还能补充 B 族维生素

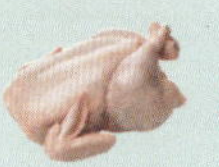

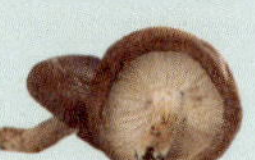

鸡肉　香菇

具有暖胃益气的功效，适合肥胖型糖尿病患者食用

总热量
234千卡

糖类
5.8 克

蛋白质
39.4 克

脂肪
6.1 克

荷兰豆拌鸡丝 2人份

材料 鸡胸肉 150 克，荷兰豆 100 克。

调料 蒜蓉 10 克，盐 2 克，香油 3 克。

做法

1 鸡胸肉冲洗干净，煮熟冷却，撕成细丝，用盐水浸泡半小时，捞出沥干水分；荷兰豆洗净，切丝，放入沸水中焯一下。

2 将鸡丝、荷兰豆放入盘中，再放入蒜蓉、盐、香油拌匀即可。

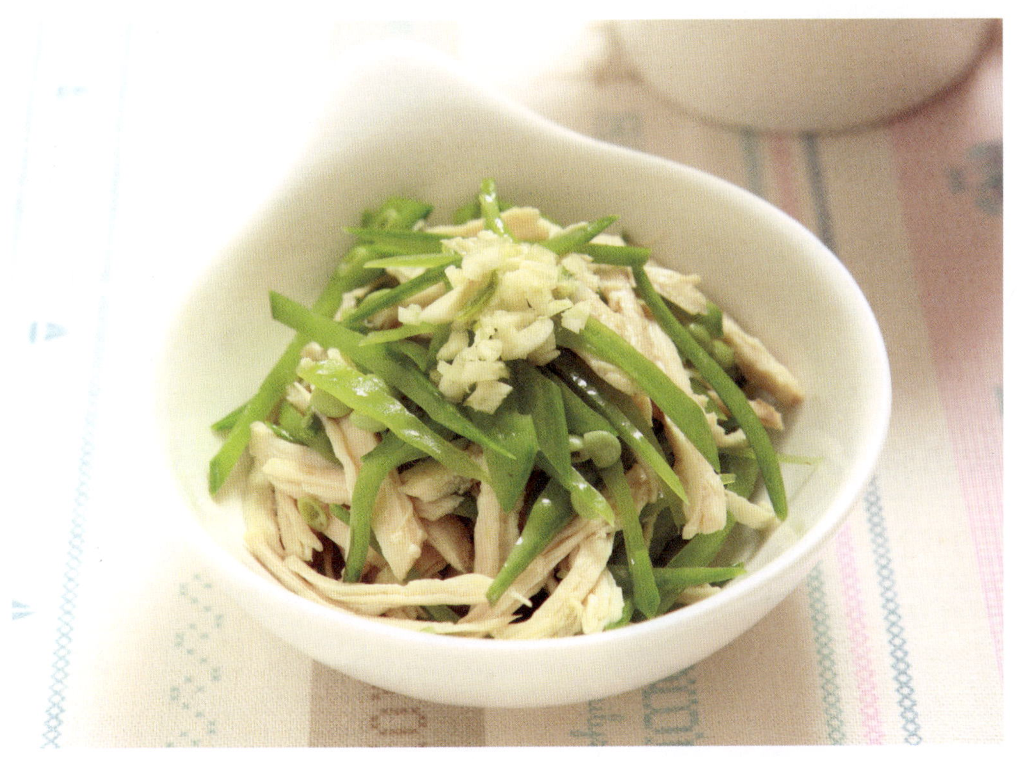

鸭肉

补充消耗的 B 族维生素

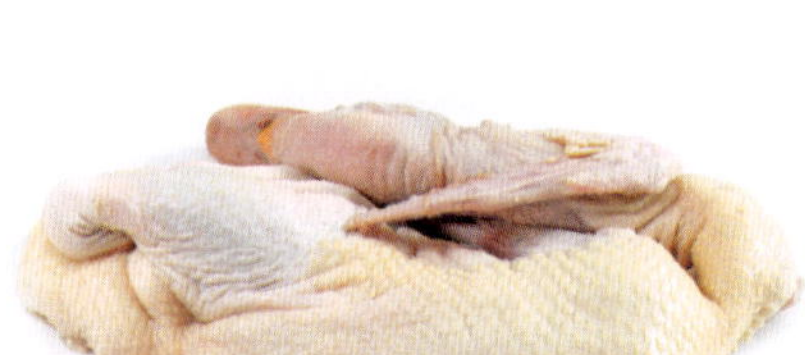

热　　量

240 千卡

推荐用量

每日 40~75 克为宜

控糖营养素

B 族维生素、锌

为什么适宜吃

补充因胰岛素抵抗消耗的B族维生素

鸭肉能补充糖尿病患者因胰岛素抵抗消耗的 B 族维生素。此外，鸭肉中含有的锌能使肌肉和脂肪细胞对葡萄糖的利用大大增强，平稳血糖。

人群须知

推荐人群：体质虚弱者；食欲缺乏者；发热、水肿者；咽干口渴者。

慎食人群：腹部冷痛、腹泻者。

营养师支招

不应常食烟熏和炭烤的鸭肉，因其加工后可产生苯并芘等，有致癌作用。

营养巧搭配

鸭肉 ☺ 海带

有软化血管、降血压的作用

鸭肉 ☺ 黄瓜

具有降低胆固醇、利尿消肿的功效

总热量
299千卡

糖类
6.0 克

蛋白质
17.1 克

脂肪
23.1 克

鸭肉拌黄瓜 ②人份

材料 鸭肉100克，黄瓜200克。

调料 蒜末、盐各适量，香油3克。

做法

1 鸭肉洗净，煮熟，撕成丝；黄瓜洗净，切丝备用。

2 取盘，放入鸭丝和黄瓜丝，加盐、蒜末和香油拌匀即可。

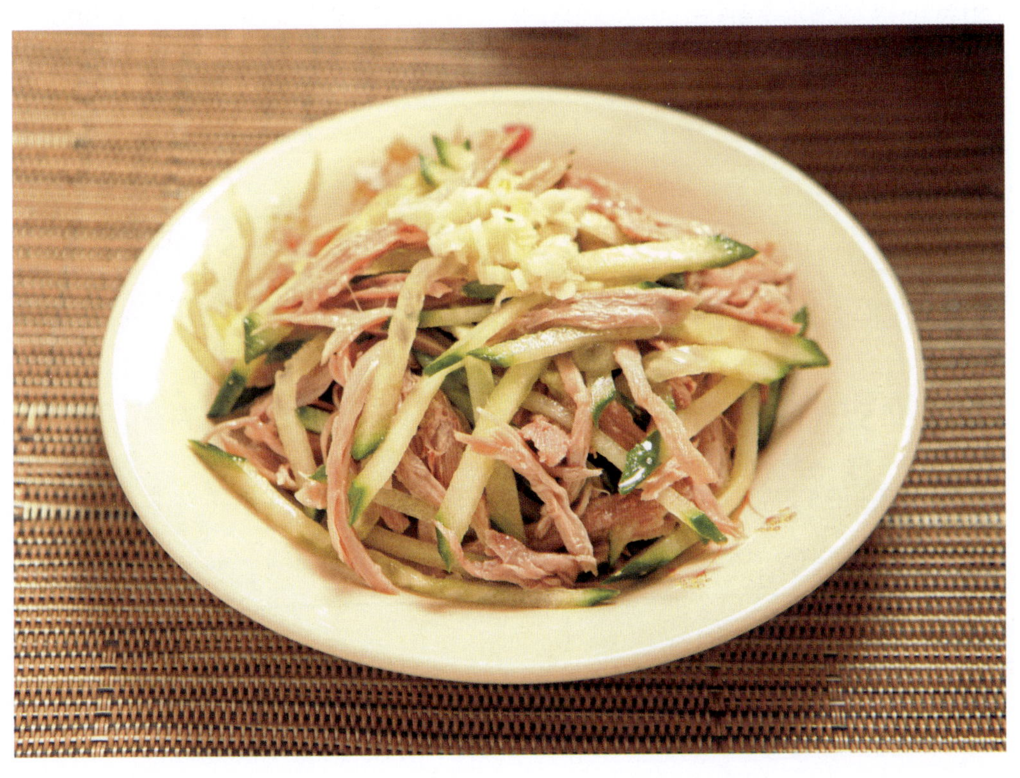

兔肉

延缓血糖升高速度

热量	控糖营养素
102 千卡	优质蛋白质

推荐用量

每日 40~75 克为宜

为什么适宜吃

补充蛋白质，减轻胰岛负担

兔肉富含优质蛋白质，可为糖尿病患者补充因糖异生而消耗的蛋白质，减轻胰岛负担，防止负氮平衡。

人群须知

推荐人群：肥胖者；肝病患者；心血管病患者。

慎食人群：脾胃虚寒者。

营养师支招

兔肉肉质细嫩，比其他肉类更易消化吸收。

营养巧搭配

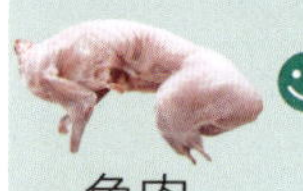

兔肉

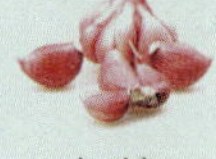

大蒜

提高维生素 B_1 的吸收率，有助于糖尿病患者维持微血管健康

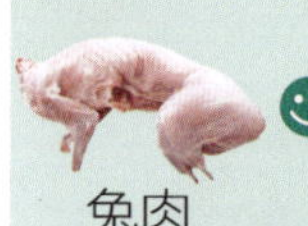

兔肉

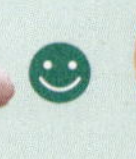

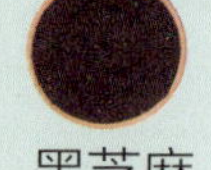

黑芝麻

预防糖尿病并发高血压、心脑血管疾病

总热量
417千卡

糖类
6.3 克

蛋白质
62.0 克

脂肪
16.5 克

芝麻兔肉 4人份

材料 兔肉 300 克，黑芝麻 15 克。

调料 葱段、姜片各 5 克，香油、盐各 3 克。

做法

1 黑芝麻洗净，炒香备用；兔肉去皮，洗净，放入锅内，加适量水烧开，放入葱段、姜片，焯去血水，撇沫后将兔肉捞出。

2 锅内再放入清水，放兔肉用小火煮 1 小时，捞出凉凉，剁块，装盘。

3 碗内放香油、盐、黑芝麻拌匀，然后浇在兔肉上即可。

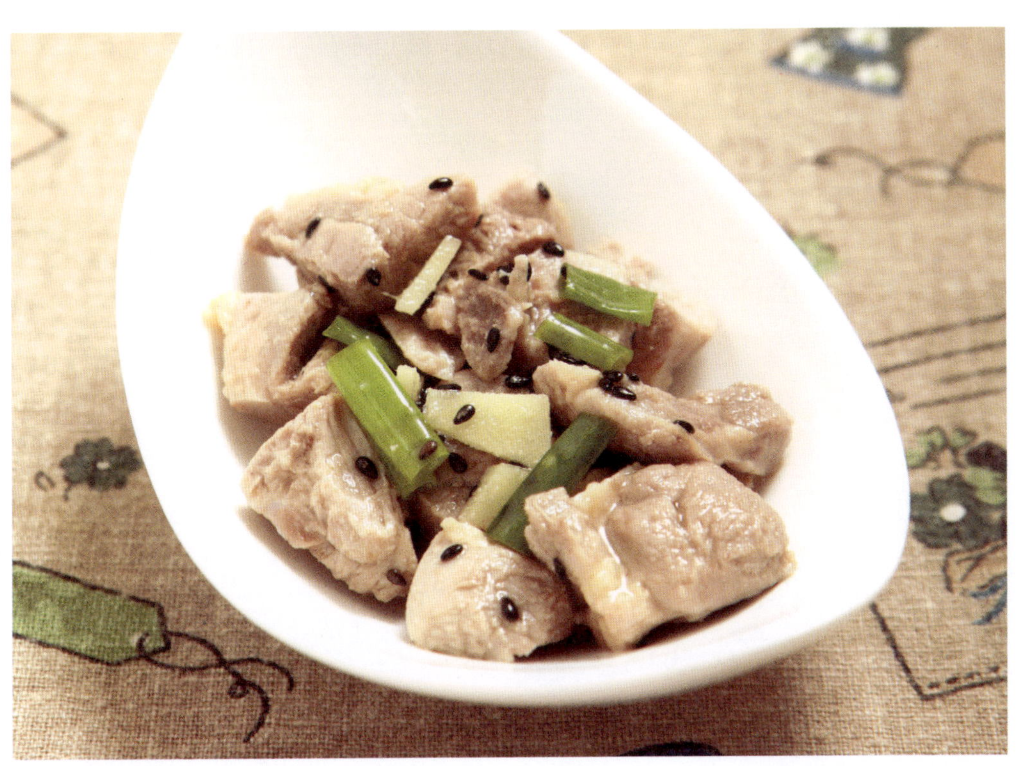

水产类

牡蛎

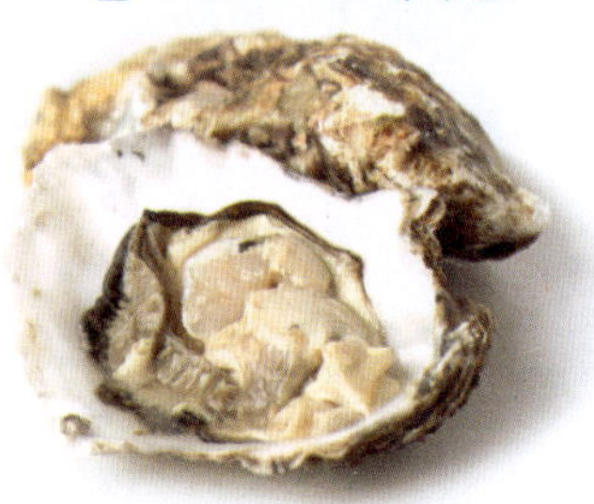

减轻胰岛负担

热　量	控糖营养素
73 千卡	牛磺酸

推荐用量

每日 40~75 克为宜

为什么适宜吃

减轻胰岛负担

牡蛎中的牛磺酸可增强胰岛素促进肝糖原转化的作用，从而减轻胰岛负担，对糖尿病患者有益。

人群须知

推荐人群： 阴虚火旺者；心神不安者；癌症患者；缺锌者。

慎食人群： 体质虚寒者；对海鲜过敏者。

营养师支招

生吃牡蛎可引发腹泻等食物中毒症状，因此要经烹饪煮熟后才可以安全食用。

营养巧搭配

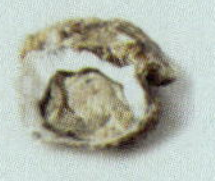

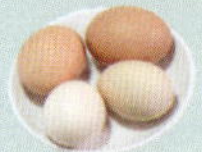

牡蛎　鸡蛋

促进营养吸收

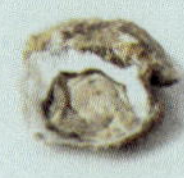

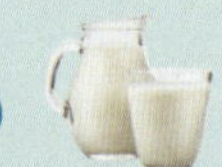

牡蛎　牛奶

促进钙吸收，避免糖尿病患者并发骨质疏松

总热量
155千卡

糖类
5.4克

蛋白质
9.6克

脂肪
10.6克

牡蛎煎蛋 1人份

材料 去壳牡蛎50克，鸡蛋1个。

调料 葱花、花椒粉各适量，盐2克。

做法

1 牡蛎洗净；鸡蛋洗净，磕入碗内打散，放入牡蛎、葱花、花椒粉、盐，搅拌均匀。

2 锅置火上，倒入适量植物油，待油温烧至六成热，淋入蛋液煎至两面金黄即可。

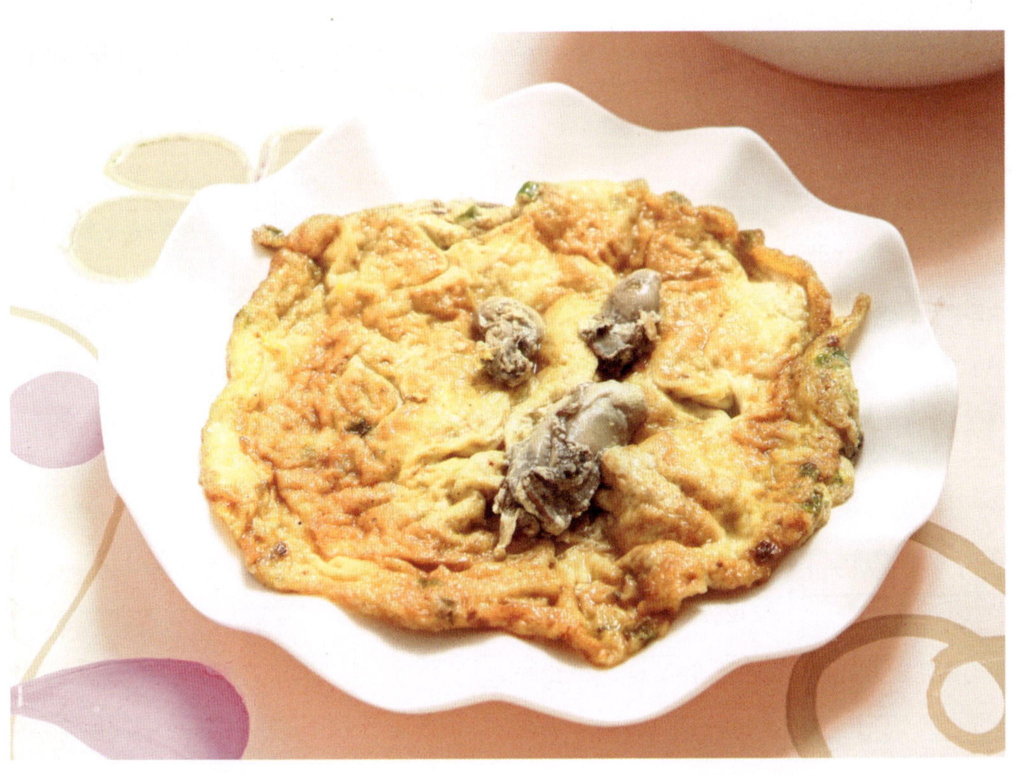

鳝鱼

具有双向调节血糖的作用

热　　量

89 千卡

推荐用量

每日 40~75 克为宜

控糖营养素

鳝鱼素

为什么适宜吃

具有双向调节血糖的生理作用

鳝鱼含有鳝鱼素，具有双向调节血糖的生理作用，同时有类胰岛素的作用，可辅助治疗糖尿病。

人群须知

推荐人群： 病后体虚、身体羸弱者；营养不良者；失眠者；头晕目眩者。

慎食人群： 瘙痒性皮肤病患者。

营养师支招

鳝鱼宜现杀现烹，因为其死后体内的组氨酸很快会转化为组胺，引发不适。

营养巧搭配

鳝鱼 ☺ 柿子椒

开胃促食、调脂控糖

鳝鱼 ☺ 木瓜

促进营养吸收、调控血糖

总热量
245千卡

糖类
7.5克

蛋白质
37.2克

脂肪
8.0克

椒香鳝鱼 3人份

材料 鳝鱼200克，柿子椒、红彩椒各50克。

调料 花椒粉3克，酱油适量，盐2克，葱花、蒜片、姜片各5克。

做法

1 鳝鱼宰杀好，去除内脏，冲洗干净，切丝；柿子椒、红彩椒洗净，切丝。

2 锅内倒油烧热，放入鳝鱼丝爆炒，下葱花、蒜片、姜片、花椒粉炒香，淋入酱油，加适量水炖熟，放柿子椒丝、红彩椒丝炒熟，用盐调味即可。

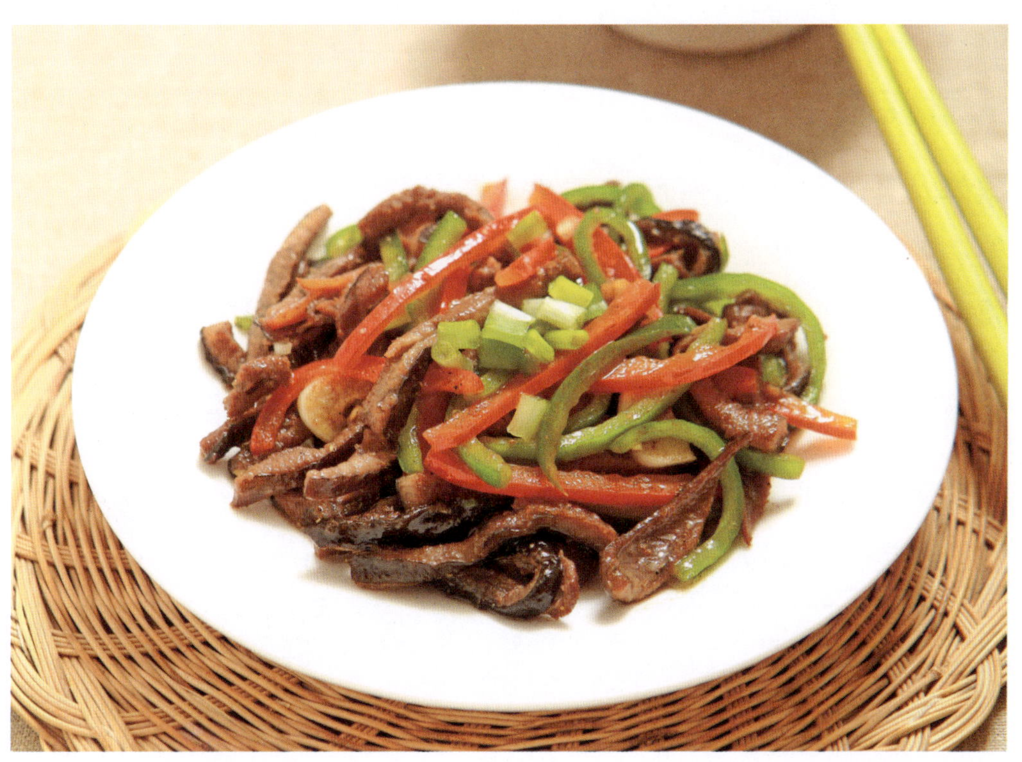

泥鳅

保护胰岛 β 细胞

热　　量	控糖营养素
96 千卡	不饱和脂肪酸
推荐用量	
每日 40~75 克为宜	

为什么适宜吃

保护胰岛β细胞免受自由基损害

泥鳅含有的不饱和脂肪酸有较强的抗氧化作用，能够保护胰岛 β 细胞免受自由基损害。

人群须知

推荐人群：心脑血管疾病患者；身体虚弱者；营养不良者。

慎食人群：血尿酸偏高者。

营养师支招

糖尿病患者如果有频繁起夜的苦恼，推荐食用泥鳅炖鸡蛋，有益气补肾作用。

营养巧搭配

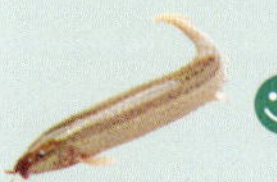

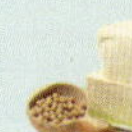

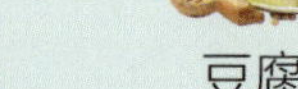

泥鳅　豆腐

具有补肾益气的功效，有助于预防糖尿病并发肾病

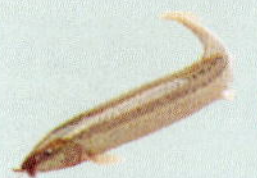

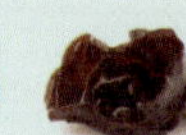

泥鳅　木耳

有补气养血、强健身体的作用，可增强糖尿病患者的抗病能力

总热量
489千卡

糖类
13.6 克

蛋白质
55.6 克

脂肪
24.9 克

泥鳅炖豆腐 3人份

材料 泥鳅 200 克，豆腐 300 克。

调料 葱段、姜片各 5 克，盐 3 克。

做法

1 买回泥鳅后放在清水中养两天，中途换水数次，让泥鳅吐尽泥沙，然后去内脏、处理干净，切段；豆腐冲洗一下，切小块。

2 锅置火上，倒入植物油烧热，放入泥鳅段翻炒，倒入适量清水，放入豆腐块、葱段、姜片，大火煮开后转小火煮至汤色发白，加少许盐调味即可。

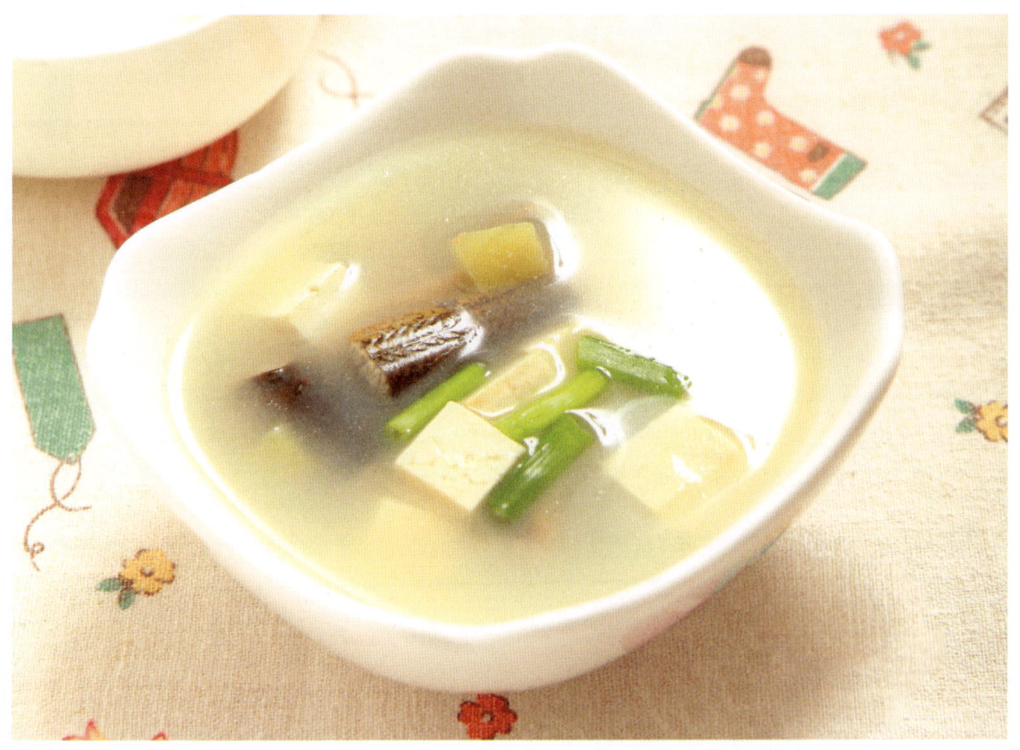

鳕鱼

提高胰岛素的敏感性

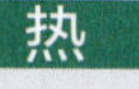

热　　量	控糖营养素
88 千卡	ω-3 脂肪酸

推荐用量

每日 40~75 克为宜

为什么适宜吃

提高胰岛素的敏感性

鳕鱼含有的 ω-3 脂肪酸能提高胰岛素的敏感性，使血糖可以顺利地进入细胞内而得以利用，从而降低血糖水平。

人群须知

推荐人群：青少年及儿童；心脑血管疾病患者。

慎食人群：痛风患者。

营养师支招

鳕鱼皮含大量的嘌呤，因此痛风患者和尿酸过高者不宜食用鳕鱼皮。

营养巧搭配

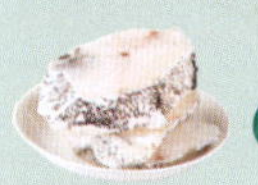

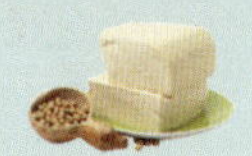

鳕鱼　豆腐

补钙、补蛋白质，预防糖尿病并发骨质疏松

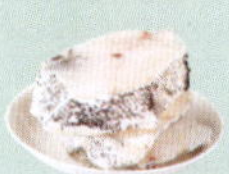

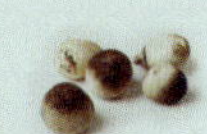

鳕鱼　草菇

保护糖尿病患者的心脑血管系统

鳕鱼蒸豆腐 4人份

总热量
687千卡

糖类
21.6克

蛋白质
91.7克

脂肪
27.8克

材料 鳕鱼300克，豆腐400克，冬笋100克。

调料 蒸鱼豉油10克。

做法

1 鳕鱼自然解冻，清洗后抹干表面水分；冬笋洗净，切薄片；豆腐冲洗一下，汤锅加水后放入豆腐，加盐煮开，水开后5分钟关火，捞出过凉。

2 豆腐横切两半放盘底，上面铺上笋片，再放鳕鱼，淋入蒸鱼豉油；蒸锅内水开后，把盘入锅蒸8分钟即可。

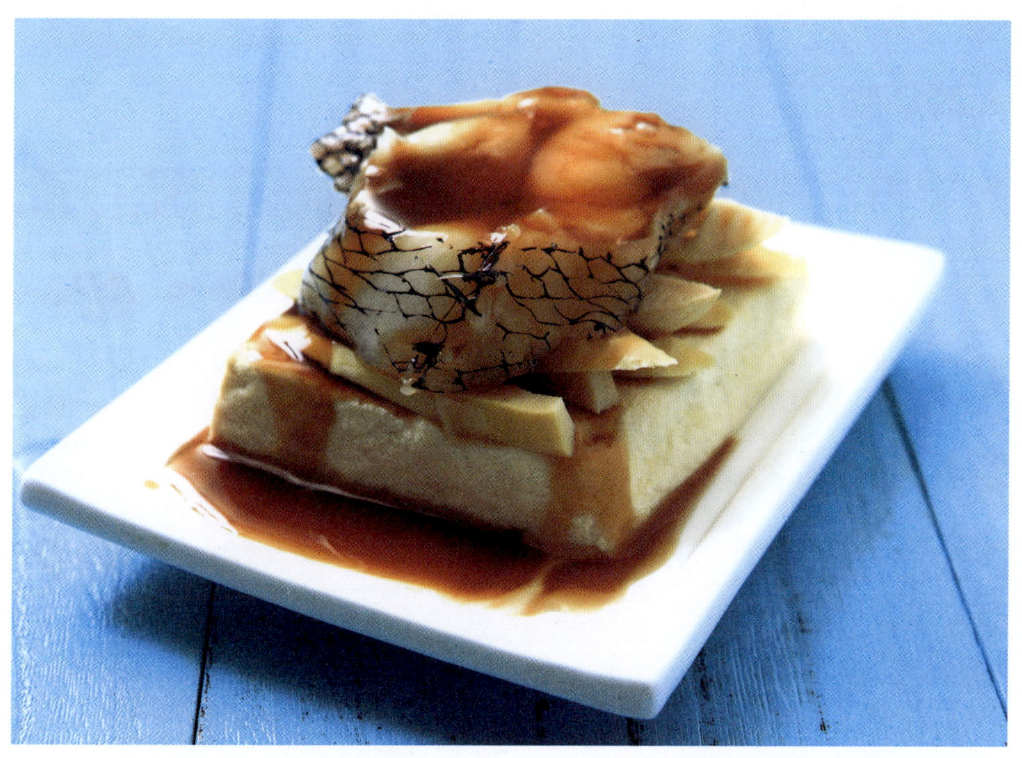

鲫鱼

促进胰岛素正常分泌

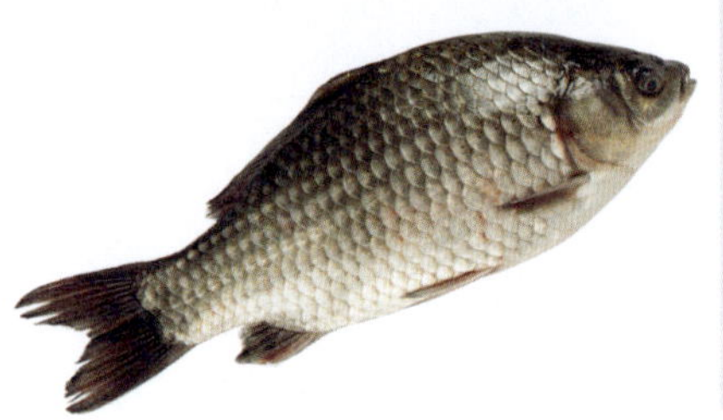

热　量	控糖营养素
108 千卡	钙、镁、锌、硒

推荐用量

每日 40~75 克为宜

为什么适宜吃

促进胰岛素正常分泌

鲫鱼中的钙、镁、锌、硒等矿物质能够促进胰岛素正常分泌，平稳血糖。

人群须知

推荐人群：慢性肾炎水肿患者；营养不良性水肿患者；产后少乳者；脾胃虚弱、食欲缺乏者。

慎食人群：高尿酸血症及痛风患者。

营养师支招

鲫鱼子含胆固醇和嘌呤较高，血脂异常、痛风患者不宜多吃。

营养巧搭配

鲫鱼 ☺ 木耳

润肠通便，预防糖尿病并发慢性并发症

鲫鱼 ☺ 香菇

增强机体免疫功能，有助于平稳血糖

总热量
325千卡

糖类
11.6 克

蛋白质
43.6 克

脂肪
11.9 克

清炖鲫鱼 3人份

材料 鲫鱼 1 条（约 250 克），鲜香菇 40 克。

调料 料酒、葱段、香菜段各 10 克，姜片 5 克，盐、胡椒粉各少许。

做法

1 鲫鱼处理干净，在鱼身打花刀，放入沸水中焯一下，加少许料酒，待锅中浮沫变多时捞出；香菇洗净，去蒂，切片。

2 锅内倒油烧至六成热，加入适量清水，放入鲫鱼，加入葱段、姜片和香菇片，烹入料酒煮半小时，加盐和胡椒粉，撒香菜段即可。

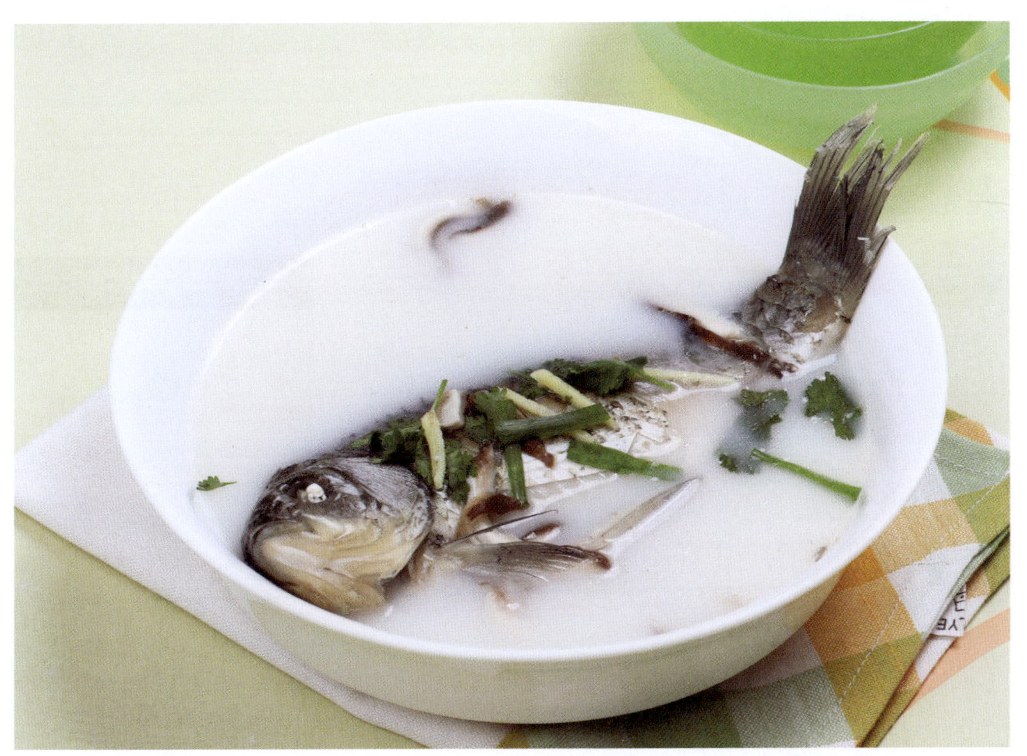

其他类

大蒜

抗氧化，保护胰岛细胞

热　　量	控糖营养素
128 千卡	硒

推荐用量

每日生蒜 2~3 瓣，熟蒜 3~4 瓣为宜

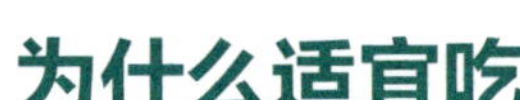

为什么适宜吃

保护胰岛细胞

大蒜中富含的硒是微量元素中的“胰岛素”，它能防止胰岛 β 细胞被氧化破坏，保护胰岛细胞。

人群须知

推荐人群：癌症患者；易疲乏者；抽烟酗酒者。

慎食人群：胃溃疡患者；头痛、咳嗽者。

营养师支招

大蒜不宜过量食用，否则会上火、耗血，影响视力。

营养巧搭配

大蒜 ☺ 豆腐
开胃、补钙

大蒜 ☺ 猪肉
促进营养吸收

总热量
75 千卡

糖类
7.0 克

蛋白质
2.5 克

脂肪
4.4 克

蒜香海带 1人份

材料 海带 100 克，大蒜 10 克，熟黑芝麻 5 克。

调料 姜片 5 克，盐、香油各 2 克，酱油、醋各少许。

做法

1 大蒜去皮，和姜片分别磨成泥备用；海带洗净后用沸水煮熟，沥干，切条。

2 海带加蒜泥、姜泥、酱油、醋、香油、盐和黑芝麻，搅拌均匀即可。

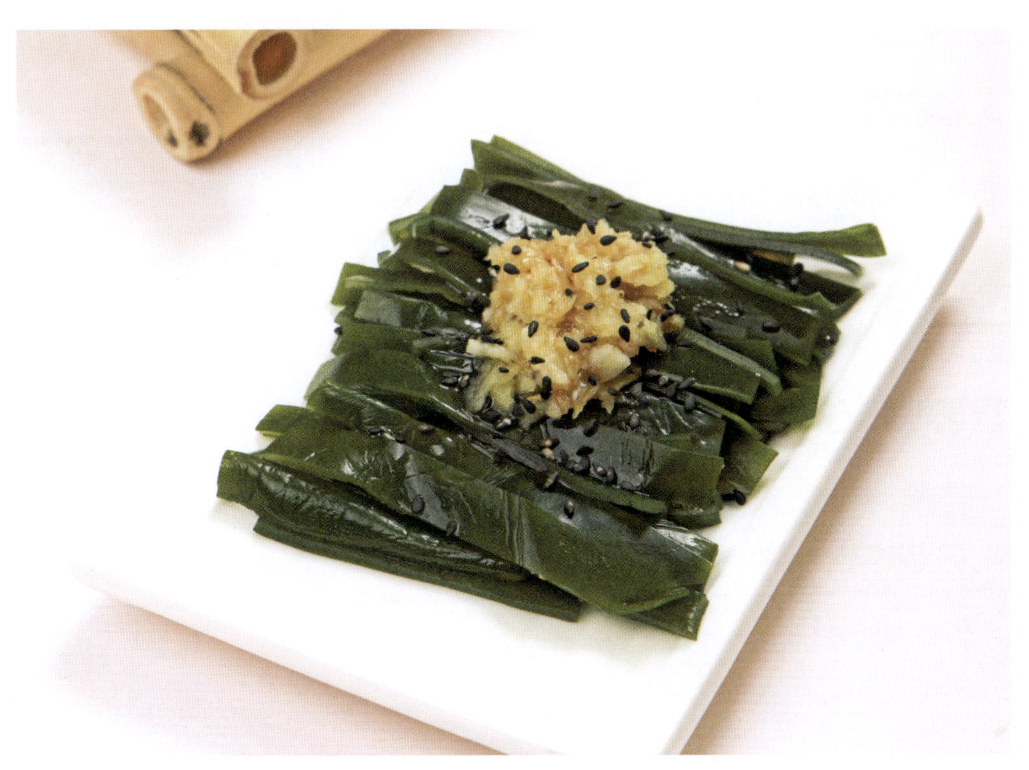

醋

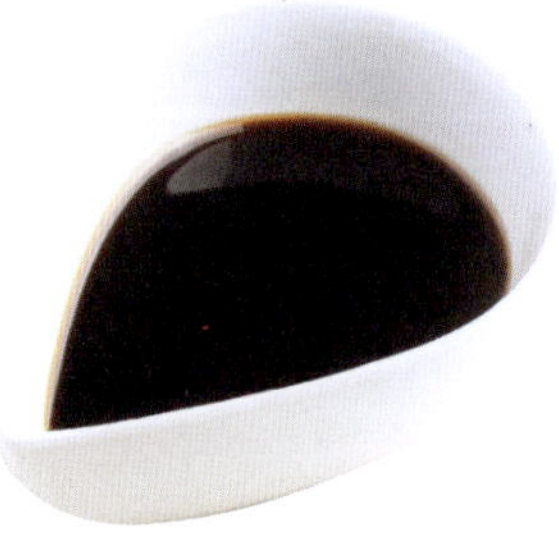

抑制血糖上升速度

热　　量	控糖营养素
31 千卡	有机酸

推荐用量

每日 10~30 克为宜

为什么适宜吃

能够抑制血糖上升速度

醋中的有机酸能够起到抑制血糖上升速度的作用，有利于改善糖尿病患者的病情。

人群须知

推荐人群： 神经性皮炎患者；经期不适者；肥胖者。

慎食人群： 胃溃疡患者；胃酸过多者。

营养师支招

正在服用碳酸氢钠、氧化镁、复方氢氧化铝等碱性药物时，不宜食醋，否则醋中的醋酸会中和药性，使其失效。

营养巧搭配

醋 ☺ 绿豆芽

防止维生素 C 受到破坏、控血糖

醋 ☺ 鲤鱼

利湿消肿、延缓血糖上升速度

总热量
77千卡

糖类
5.2克

蛋白质
3.4克

脂肪
5.2克

醋熘绿豆芽 1人份

材料 绿豆芽200克。

调料 葱丝5克，花椒、盐各2克，醋20克。

做法

1 绿豆芽洗净，用沸水快速焯一下，过凉捞出，沥干。

2 锅内倒入少许油，放入花椒炸焦，去掉花椒；放葱丝炝锅，然后放入绿豆芽，加盐、醋翻炒几下即可。

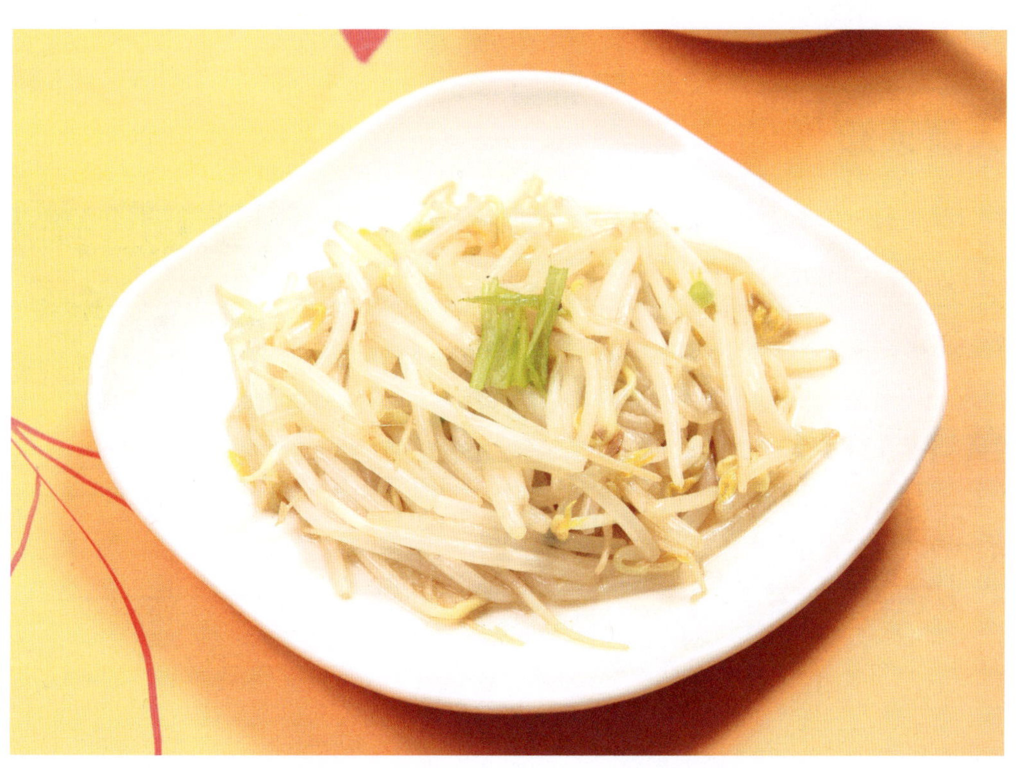

橄榄油

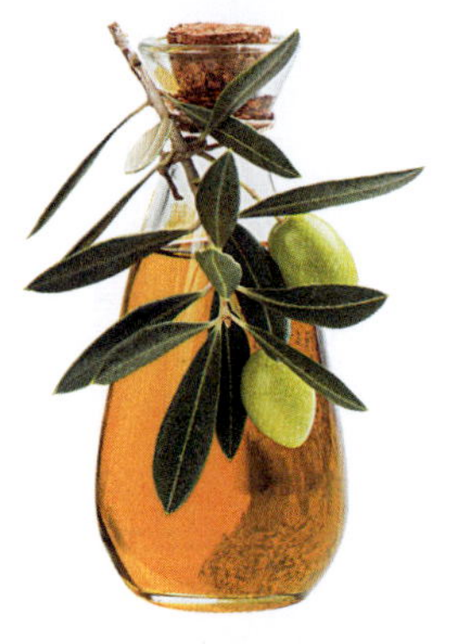

调控血糖水平

热　量	控糖营养素
899 千卡	油酸

推荐用量

每日 20 克以内为宜

为什么适宜吃

降低胰岛素抵抗，调节血糖

橄榄油中的油酸可提高胰岛素的敏感性，降低胰岛素抵抗，能够调控血糖水平，改善糖尿病患者的总体代谢状况。

人群须知

推荐人群： 手足皲裂者；骨质疏松患者；便秘者。

慎食人群： 腹泻者；血脂异常患者。

营养师支招

橄榄油不要放入金属器皿中长时间保存，否则橄榄油会与金属发生反应，影响油质。

营养巧搭配

橄榄油 ☺ 蔬菜

具有美容养颜、调血脂的功效

总热量
103 千卡

糖类
15.7 克

蛋白质
4.8 克

脂肪
3.7 克

大拌菜 2人份

材料 菠菜、圆白菜、茼蒿、彩椒、紫甘蓝、小番茄各 50 克。

调料 香菜段少许，盐、醋各适量，橄榄油 3 克。

做法

1 所有蔬菜洗净，圆白菜、彩椒、紫甘蓝切丝，菠菜、茼蒿切段，小番茄对半切开，均放入盘中。

2 用适量的盐、醋及饮用水调成味汁，倒在蔬菜上，拌匀，加入香菜段、滴上橄榄油即可。

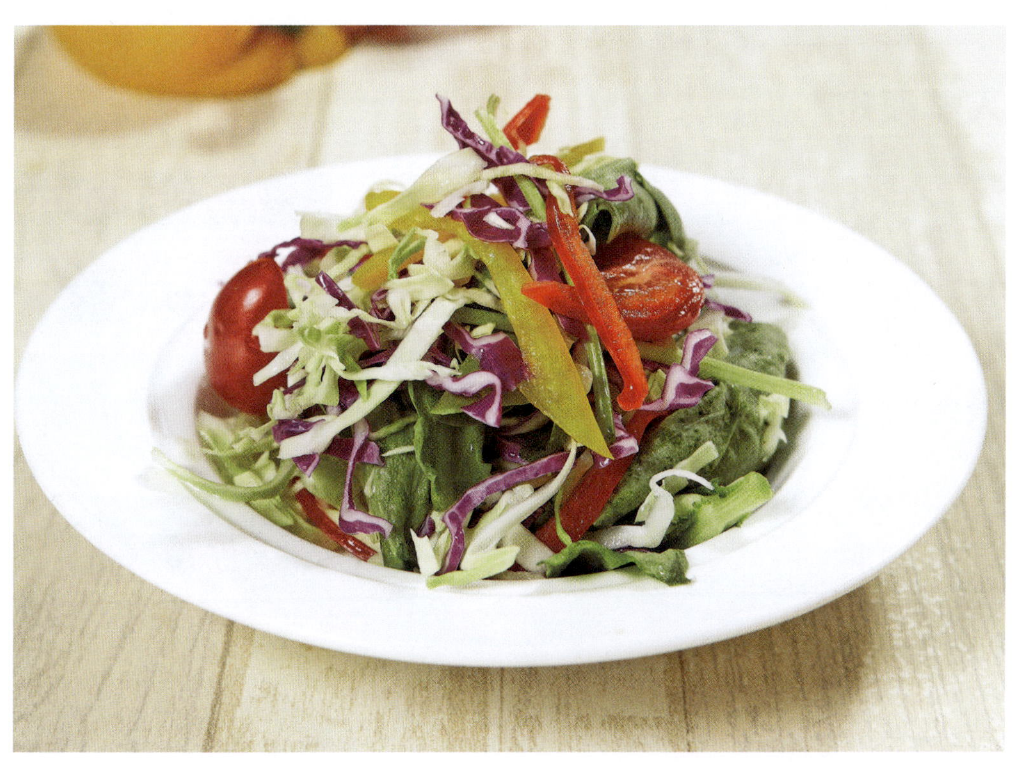

核桃

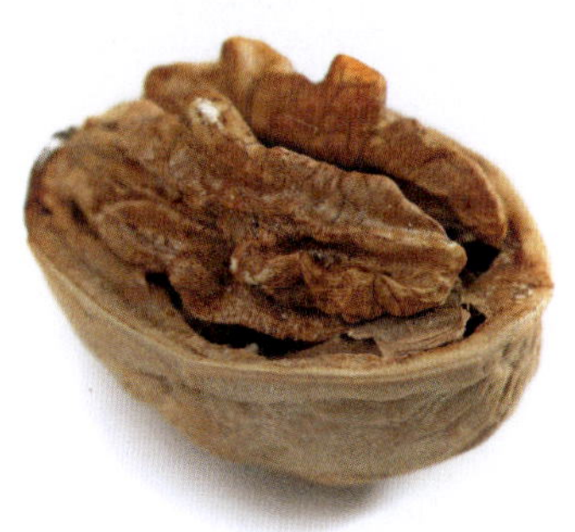

调节糖代谢

热　　量	控糖营养素
646 千卡	ω-3 脂肪酸

推荐用量

每日 20 克为宜

为什么适宜吃

缓解胰岛素抵抗、平稳血糖

核桃含有的 ω-3 脂肪酸有助于缓解胰岛素抵抗，减少对葡萄糖的过多吸收，平稳血糖。

人群须知

推荐人群：失眠者；易疲劳、压力大者；心血管疾病患者。

慎食人群：便溏泄泻者；痰多咳嗽者。

营养师支招

核桃一次不宜食用过多，否则会影响胃肠消化功能。

营养巧搭配

核桃 ☺ 菠菜

有利于糖尿病患者控血糖

核桃 ☺ 黑芝麻

有助于预防心脑血管疾病

总热量
341千卡

糖类
16.6克

蛋白质
11.2克

脂肪
27.1克

核桃仁拌菠菜 ②人份

材料 菠菜200克，核桃仁40克。

调料 盐2克，香油、醋各3克。

做法

1 菠菜洗净，放入沸水中焯一下，捞出沥干，切段。

2 锅置火上，用小火煸炒核桃仁，取出压碎。

3 将菠菜段和核桃碎放入盘中，加入盐、香油、醋搅拌均匀即可。

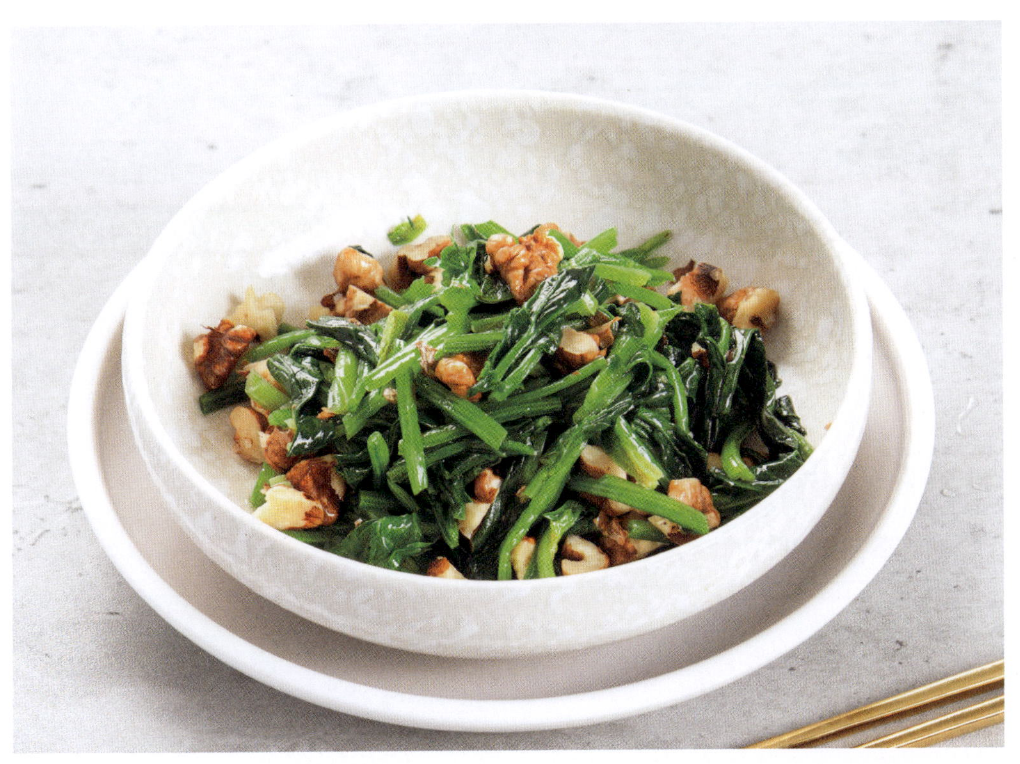

芝麻

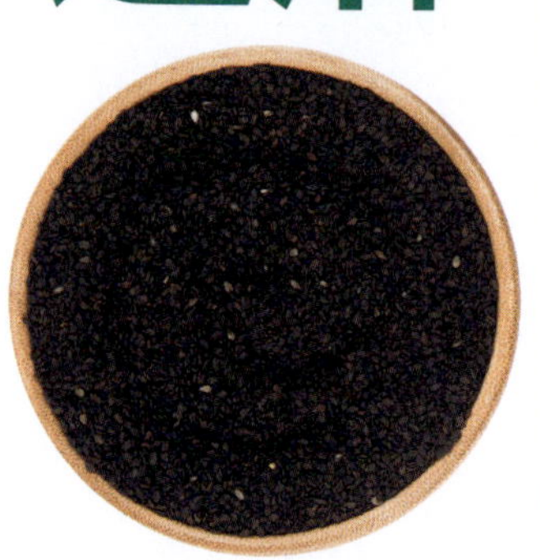

调控血糖

热　　量	控糖营养素
559 千卡	维生素 E
推荐用量	
每日 20 克为宜	

为什么适宜吃

增加肝脏及肌肉中的糖原含量

芝麻可增加肝脏及肌肉中的糖原含量，有效调控血糖。此外，芝麻所含的维生素 E 可保护胰岛细胞免受自由基损害，还能保护心血管健康。

人群须知

推荐人群：身体虚弱者；贫血患者；哮喘、肺结核患者。

慎食人群：慢性肠炎患者；便溏腹泻者。

营养师支招

每日食用一些芝麻，有助于改善皮肤状态。

营养巧搭配

芝麻 ☺ 黑米

帮助预防糖尿病肾病

芝麻 ☺ 菠菜

适合糖尿病并发便秘患者食用

总热量
153千卡

糖类
13.7克

蛋白质
8.4克

脂肪
8.4克

黑芝麻拌菠菜 ②人份

材料 菠菜250克，熟黑芝麻10克。

调料 盐2克，香油3克。

做法

1 菠菜择洗干净，切小段，沸水焯烫。

2 将菠菜段放盘中，加盐拌匀，撒上黑芝麻，滴上香油即可。

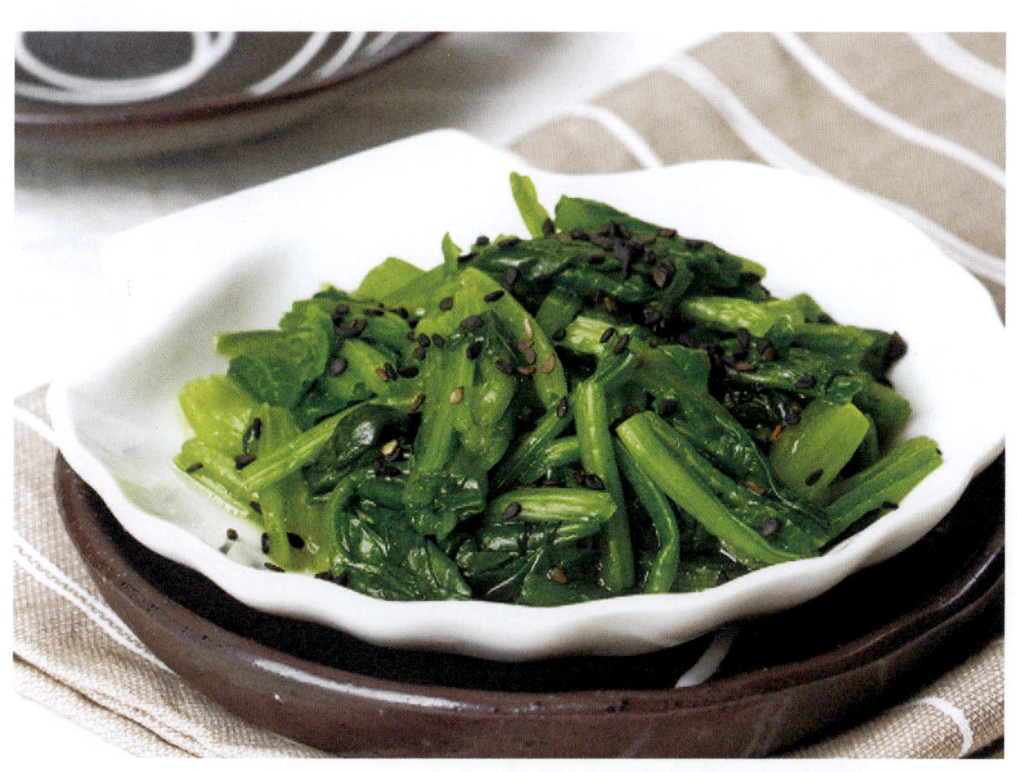

花生

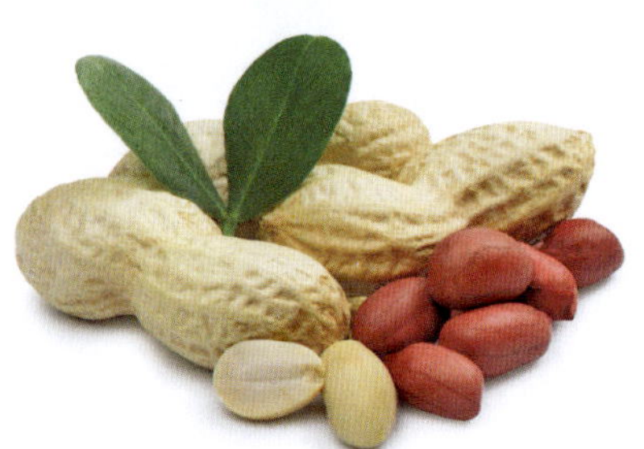

改善胰岛素分泌

热　　量	控糖营养素
313 千卡	花生四烯酸
推荐用量	
每日 20~30 克为宜	

为什么适宜吃

有利于提高胰岛素的敏感性

花生含有花生四烯酸，有利于提高胰岛素的敏感性，改善胰岛素分泌。

人群须知

推荐人群：高血压患者；便秘者。

慎食人群：血脂异常患者；肥胖者。

营养师支招

花生红衣能增强凝血，促进血栓形成，血黏度高或有血栓的人宜去掉红衣后食用。不宜食用霉变的花生，花生霉变后含有大量的致癌物质黄曲霉毒素，食用会影响肝脏健康。

营养巧搭配

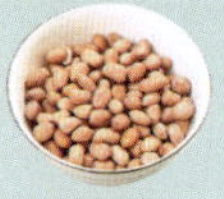
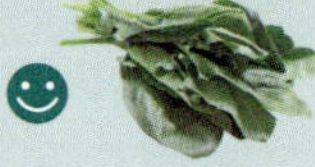

花生　菠菜

菠菜含铁和叶酸，花生含白藜芦醇，二者合用能预防血栓形成

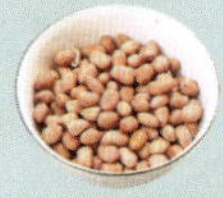
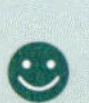
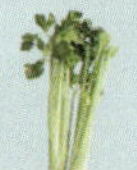

花生　芹菜

控制餐后血糖上升速度

总热量
243千卡

糖类
15.8 克

蛋白质
12.4 克

脂肪
16.0 克

什锦拌菜 1人份

材料 苦瓜、彩椒、芹菜各 30 克，干黄豆、花生米各 20 克。

调料 干辣椒段、盐各适量。

做法

1 花生米、干黄豆分别用清水浸泡 6 小时；苦瓜、彩椒、芹菜分别洗净，切条。

2 将花生米、黄豆、苦瓜条分别煮熟，捞出。

3 锅内倒油烧至七成热，下干辣椒段爆香，将爆好的辣椒油趁热浇在备好的材料上，加盐调味即可。

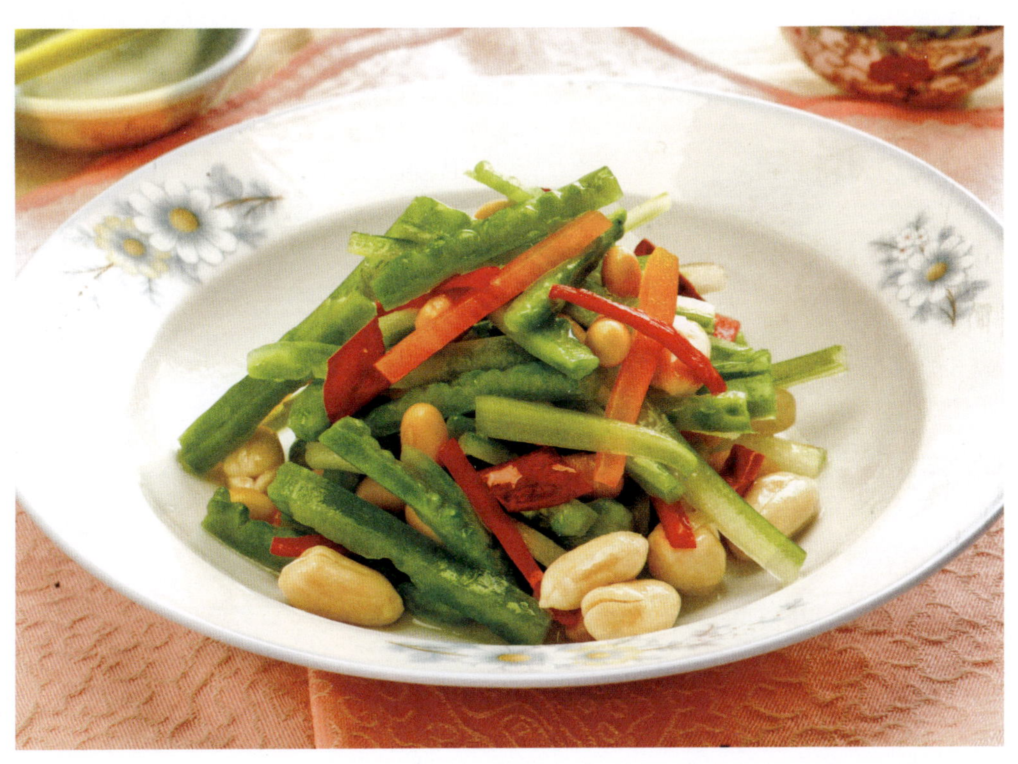

牛奶

促进胰岛素正常分泌

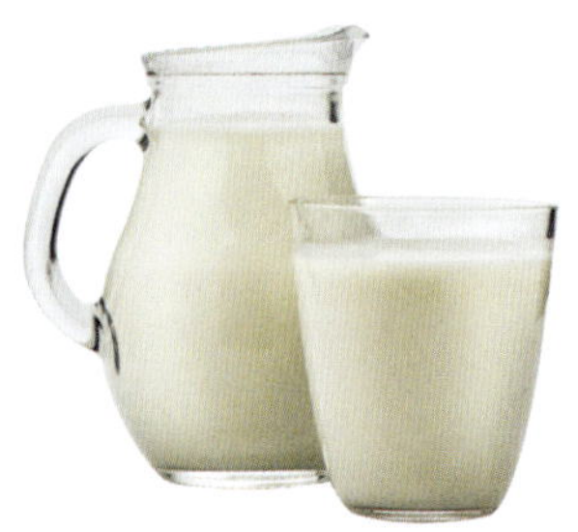

食物血糖生成指数	推荐用量
27.6 低	每日 200~300 克为宜
热　量	**控糖营养素**
66 千卡	钙

为什么适宜吃

促进胰岛素的正常分泌

牛奶富含钙，有刺激胰岛 β 细胞的作用，能够促进胰岛素的正常分泌，同时还能避免骨质疏松。

人群须知

推荐人群： 骨质疏松患者；压力大者；儿童青少年。

慎食人群： 肾病患者。

营养师支招

牛奶宜放在阴凉干燥处，如果放在灯光、日光下会破坏牛奶中的维生素，还会丧失其特有的奶香味。

营养巧搭配

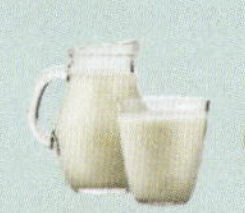

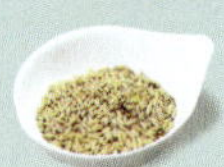

牛奶　燕麦

补钙、调脂、控糖

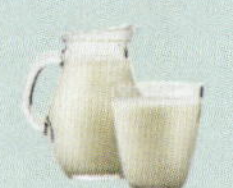
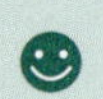
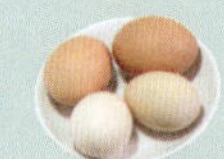

牛奶　鸡蛋

具有生津止渴、健脑强肾的作用

总热量
247千卡

糖类
11.2 克

蛋白质
17.6 克

脂肪
14.6 克

牛奶蒸蛋 1人份

材料 鸡蛋 1 个，虾仁 30 克，鲜牛奶 200 克。

调料 盐、香油各 2 克。

做法

1 鸡蛋打入碗中，加鲜牛奶搅匀，再放盐化开；虾仁洗净。

2 鸡蛋液入蒸锅，大火蒸约 2 分钟，此时蛋羹已略成形，将虾仁摆放在上面，改中火再蒸 5 分钟，出锅后淋上香油即可。

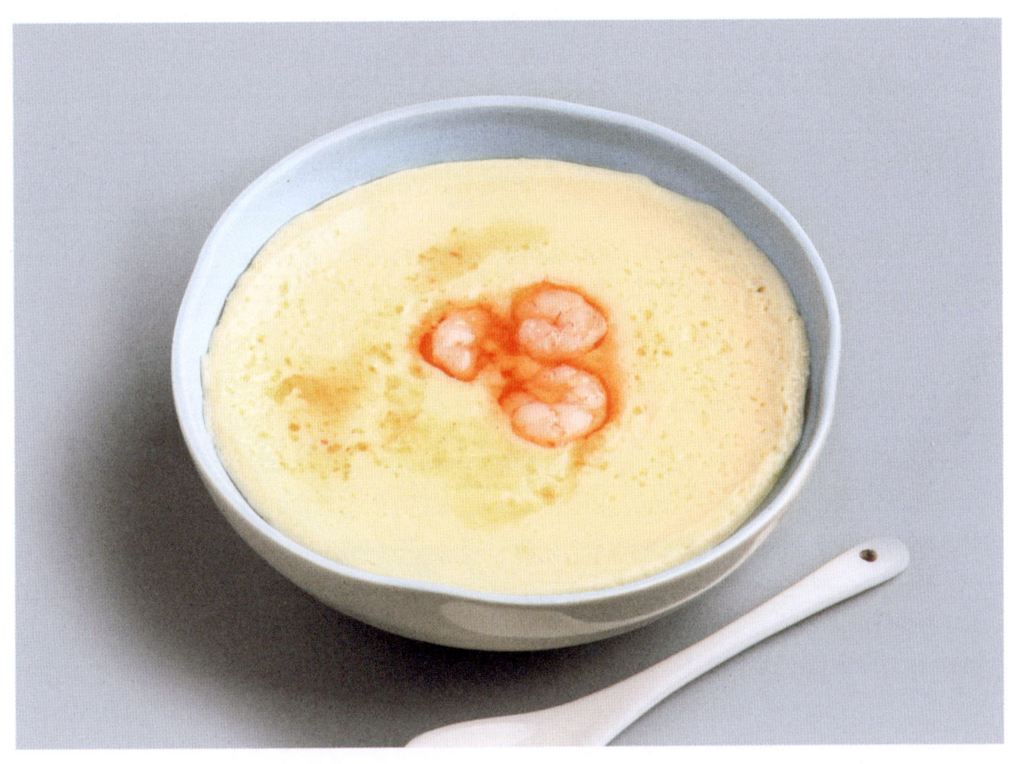

专题
这15种食物应远离

油条	含油量高，不利于控制血糖
方便面	高脂、高热量，易诱发并发症
糕点	高热量、高糖、高油，使血糖快速升高
糯米	煮熟后淀粉糊化程度高，对控制血糖不利；而冷食又不利于胃肠健康
榨菜	含盐量高，不适宜糖尿病患者食用
柿子	血糖控制欠佳者不宜食用
甘蔗	含糖量过高，不利于控制血糖
榴莲	含糖量高，不利于控制血糖
猪油	油腻、高热量、高脂，不利于控制血糖
啤酒	含大量麦芽糖和嘌呤，易造成营养素摄入不平衡
腊肉	高脂、高盐、高热量，加重肾脏负担
肥猪肉	脂肪含量高，易引发并发症
猪肝	富含胆固醇，加重脂质代谢紊乱
鹅肝	高热量、高胆固醇，不利于控制血糖
墨鱼	胆固醇高，易造成动脉血管粥样硬化

PART 3

药食两用食材推荐

稳定血糖，防并发症

西洋参

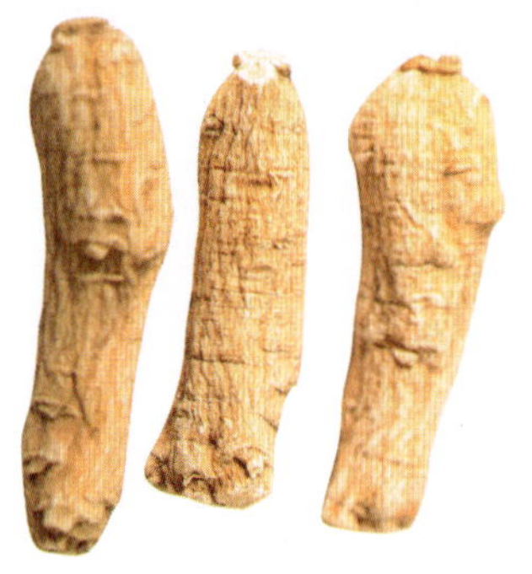

双向调节血糖

用　　法

内服：煎汤、含服、泡水

推荐用量

每日 3~5 克为宜

性味归经

味甘、微苦，性凉；归心、肺、肾经

为什么适宜吃

具有双向调节血糖的作用

西洋参含有的西洋参皂苷具有双向调节血糖的作用，也就是说既可以降低过高的血糖，又能够升高血糖。

人群须知

推荐人群： 冠心病患者；失眠者；肺燥者。

慎食人群： 胃有寒湿者。

营养师支招

服用西洋参时不能喝浓茶，因为茶叶中的鞣酸会破坏西洋参中的有效成分。

西洋参炖瘦肉 2人份

材料　西洋参 5 克，猪瘦肉 150 克。

调料　姜片 5 克，盐 2 克。

做法

1. 西洋参洗净；猪瘦肉洗净，切片。
2. 将西洋参和肉片放入炖盅中，加入适量清水、姜片。
3. 隔水炖 2 小时，加入盐调味即可。

人参

具有类胰岛素的作用

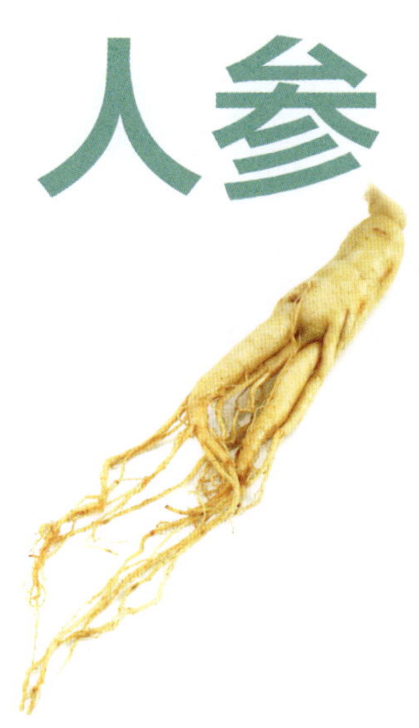

用　法	性味归经
内服：煎汤	味甘、微苦，性平、微温；归脾、肺、心经
推荐用量	
每日 3~15 克为宜	

为什么适宜吃

能增强胰岛素的作用

人参中的人参皂苷能增强胰岛素的功效，具有类胰岛素的作用，可以刺激胰腺释放胰岛素。

人群须知

推荐人群：头痛眩晕者；阳痿、尿频者；女性崩漏者。

慎食人群：感冒发热者；腹泻者。

营养师支招

人参对大脑皮质有兴奋作用，所以睡前不宜服用人参，有可能会导致失眠。

人参鸡肉汤 2人份

材料 鸡块100克，人参5克。

调料 葱段、姜块、料酒各5克，盐、香油各2克。

做法

1 鸡块洗净，放入沸水中焯透，捞出；人参洗净。

2 砂锅置火上，倒入适量温水，放入鸡块、人参、葱段、姜块、料酒，大火烧开后转小火炖至鸡块熟烂，用盐和香油调味即可。

黄芪

改善糖耐量

用　法	性味归经
内服：煲汤、炖肉、泡水	味甘，性微温；归脾、肺经
推荐用量	
每日 9~30 克为宜	

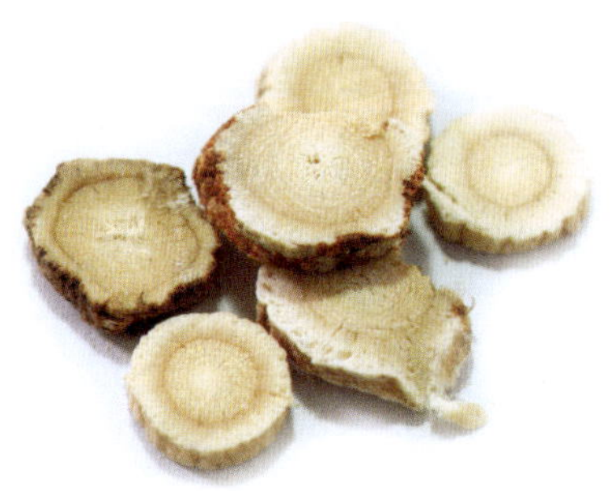

为什么适宜吃

改善糖耐量，提高胰岛素敏感性

黄芪含有黄芪多糖，能改善糖耐量，提高胰岛素敏感性。此外，黄芪还能双向调节血糖水平。

人群须知

推荐人群： 癌症患者；免疫力低下者；气虚者。

慎食人群： 感冒发热者。

营养师支招

服用黄芪时不可擅自加大剂量。黄芪不宜与萝卜搭配烹调，二者同食影响保健效果。

黄芪鲫鱼汤 2人份

材料 黄芪15克，鲫鱼1条（约250克）。

调料 葱花、姜片、蒜片各5克，料酒10克，盐2克。

做法

1 鲫鱼去鳞，除鳃和内脏，洗净；黄芪浸泡，切片。

2 锅内倒油烧至五成热，放入鲫鱼煎至两面微黄，加葱花、姜片和蒜片煸香。

3 淋入料酒和适量清水，放入黄芪大火烧沸，转小火煮1小时，用盐调味即可。

枸杞子

提高胰岛素的敏感性

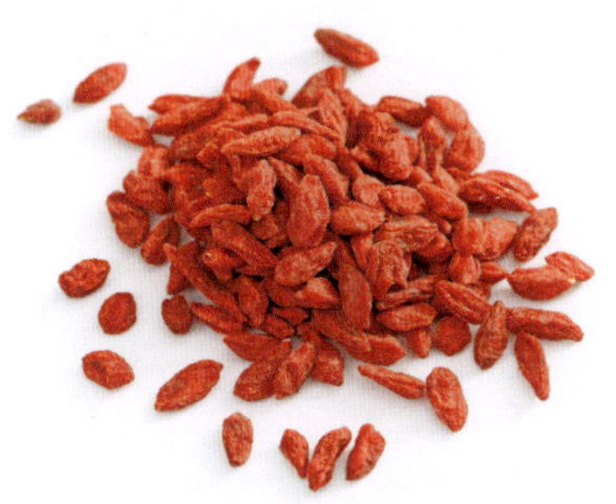

用　法

内服：生食、煲汤、炖肉、泡水

推荐用量

每日 6~15 克为宜

性味归经

味甘，性平；归肝、肾经

为什么适宜吃

提高胰岛素的敏感性

枸杞子含有的枸杞多糖能提高糖尿病患者胰岛素的敏感性，平稳血糖。

人群须知

推荐人群：肝肾阴虚者；癌症患者；慢性肝炎患者。

慎食人群：感冒发热者；脾虚泄泻者。

营养师支招

日常可用枸杞子搭配菊花泡茶喝，对预防糖尿病并发眼病有益。

枸杞牛肉 2人份

材料　牛肉100克，枸杞子15克。

调料　葱段、姜片各5克，盐2克，花椒、料酒、醋各适量。

做法

1 牛肉洗净，切块；枸杞子洗净；将盐、料酒、醋调成味汁。

2 锅内倒油烧至五成热，放入牛肉块炒熟。

3 将葱段、姜片、花椒、枸杞子、牛肉块放入大碗内，淋上调味汁，放入锅中蒸30分钟取出即可。

葛根

减轻胰岛素抵抗

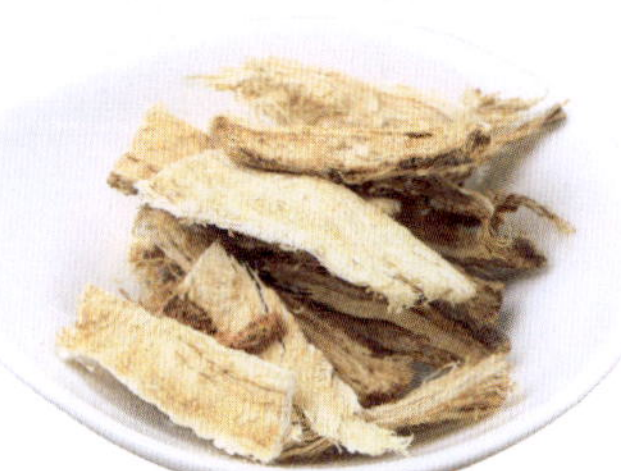

用　　法

内服：煎汤或捣汁

外用：捣敷

推荐用量

每日 10~15 克为宜

性味归经

味甘、辛，性凉；归肺、胃经

为什么适宜吃

减轻胰岛素抵抗

葛根中含有的葛根素可抑制醛糖还原酶活性，提高胰岛素敏感性，减轻胰岛素抵抗，稳定血糖。

人群须知

推荐人群：更年期女性；易上火人群；肝病患者。

慎食人群：乳腺增生患者；哺乳期女性。

营养师支招

取葛根 10 克，用水煎服，有止泻、除烦、除消渴的作用，对预防糖尿病并发痛风有益。

葛根排骨汤 2人份

材料　排骨 150 克，山药 100 克，葛根 10 克。

调料　盐 4 克。

做法

1. 排骨洗净，放入冷水锅中煮沸，撇去浮沫，捞出；山药洗净，去皮，切块。
2. 将排骨、葛根、山药块放入沸水中，先用大火煮 10 分钟，再转小火煲 1 小时，最后加入盐调味即可。

桔梗

抑制血糖上升

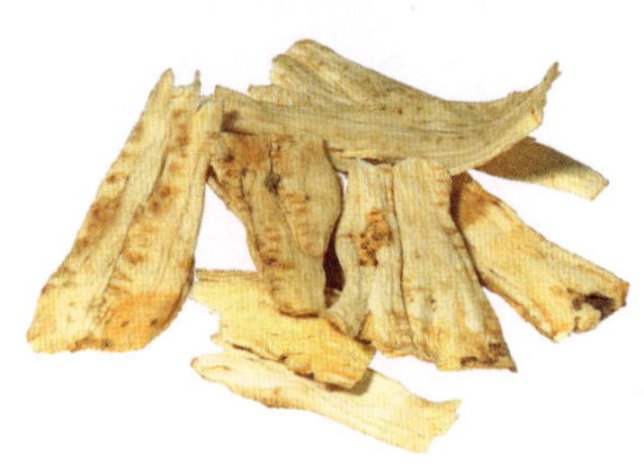

用　　法	性味归经
内服：煎汤或入丸、散 外用：烧灰研末敷	味苦、辛，性平； 归肺经

推荐用量

每日 3~10 克为宜

为什么适宜吃

抑制血糖上升

桔梗中含有的桔梗皂苷有控血糖的作用，抑制血糖上升。桔梗对糖尿病咽干、口渴、烦热也有调理作用。

人群须知

推荐人群： 咳嗽痰多者；急、慢性炎症患者；咽喉肿痛者。

慎食人群： 胃及十二指肠溃疡患者；脾胃虚弱者。

营养师支招

取桔梗 5 克，用水煎服，能预防和缓解咳痰，适合糖尿病患者在秋冬季节饮用。

桔梗冬瓜汤

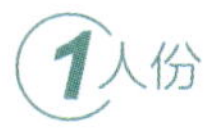

材料　冬瓜 150 克，桔梗 10 克，甘草 6 克。

调料　葱花 5 克，盐 3 克。

做法

1 冬瓜洗净，切块；桔梗、甘草洗净。

2 锅置火上，加适量清水，放入冬瓜块、桔梗、甘草，大火煮沸，转小火煮至熟，最后加盐、葱花调味即可。

玉米须

促进肝糖原合成

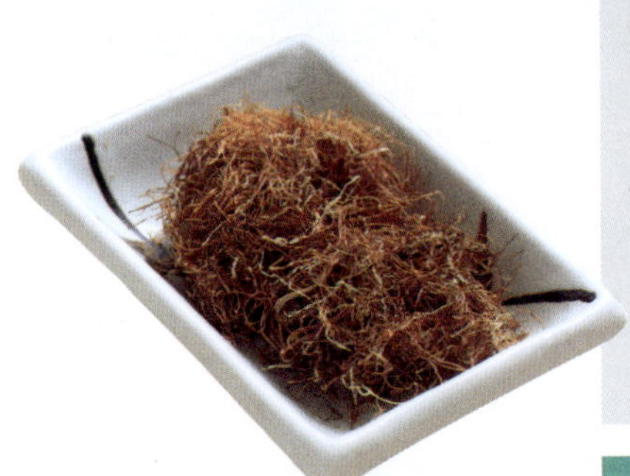

用 法

内服：煎汤

推荐用量

每日15~30克为宜

性味归经

味甘、淡，性平；归膀胱、肝、胆经

为什么适宜吃

促进肝糖原合成

玉米须中的多糖能调控血糖，促进肝糖原合成；其所含的皂苷类物质也有辅治糖尿病的作用。

人群须知

推荐人群： 癌症患者；心悸、失眠患者；小便不利、水肿患者。

慎食人群： 低血压患者；滑精者。

营养师支招

取玉米须、香蕉皮各15克，用水煎汁，凉至温热饮用，能帮助调控血糖。

荸荠海带玉米须汤

1人份

材料 荸荠100克，水发海带30克，玉米须15克。

做法

1 海带洗净，切丝；荸荠洗净，去皮，切片。

2 砂锅里加适量清水，放入荸荠片、海带丝、玉米须，大火煮沸，转小火煮至海带熟软即可。

PART 4

糖尿病并发症饮食推荐

控制延缓并发症进程

糖尿病并发高血压饮食

糖尿病并发高血压的饮食

多摄入高膳食纤维的食物		膳食纤维不被小肠消化吸收，还能延缓糖和脂肪的吸收。每日摄入 300 ~ 500 克的新鲜蔬菜可满足人体需要
补充钙质		钙能刺激胰岛素的分泌，还能降血压，每日应摄入 800 毫克。奶类及奶制品含钙量较高，还可适当补充钙剂
补充优质蛋白质		优质蛋白质可降低血压、防止脑卒中发作。优质蛋白质来源有牛奶、瘦肉、鸡蛋、海产品等
多摄入富含维生素 C 的食物		多摄入富含维生素 C 的食物，可使血液流通顺畅，降低血压。富含维生素 C 的食物有新鲜蔬果等

摄入过量食盐	☹	食盐摄入过多会升高血糖及血压，糖尿病并发高血压患者每日摄入食盐以 3 ~ 5 克为宜
高热量饮食	☹	每日摄入和消耗的热量应平衡，一般情况下，轻体力劳动者的日需热量为男性 2250 千卡，女性 1800 千卡
过量摄入碳水化合物	☹	过量摄入碳水化合物，易使血糖失去控制，糖尿病并发高血压患者每日摄入碳水化合物应占总热量的 50% ~ 65%
高脂饮食	☹	每日食用油的摄入量不应超过 25 克，否则不利于血糖和血压的控制，应以植物油为主
嗜糖果	☹	糖果会快速升高血糖，糖尿病并发高血压患者不宜食用蔗糖、巧克力、蜂蜜等

推荐食物

谷豆类

玉米、燕麦、黄豆、绿豆、红豆

蔬果类

苹果、芹菜、菠菜、茼蒿、茭白、西蓝花、紫甘蓝、番茄、芦笋、洋葱

肉蛋奶类

牛瘦肉、去皮鸡肉、去皮鸭肉、鸽肉、鹌鹑、牛奶、酸奶、鸡蛋

水产及菌藻类

海参、鲫鱼、鳝鱼、带鱼、香菇、草菇、金针菇、银耳、木耳、海带、紫菜

其他类

花生油、玉米油、葵花子油、大豆油、菜籽油、橄榄油

慎食食物

蜂蜜、白糖、红糖、冰糖、巧克力、果脯、蜜枣、碳酸饮料、冰激凌、甜点、炸鸡块、肥肉、咸鸭蛋、酱菜、板鸭、香肠、火腿、酒等

糖尿病并发心脑血管疾病饮食

糖尿病并发心脑血管疾病的饮食

多摄入高膳食纤维的食物	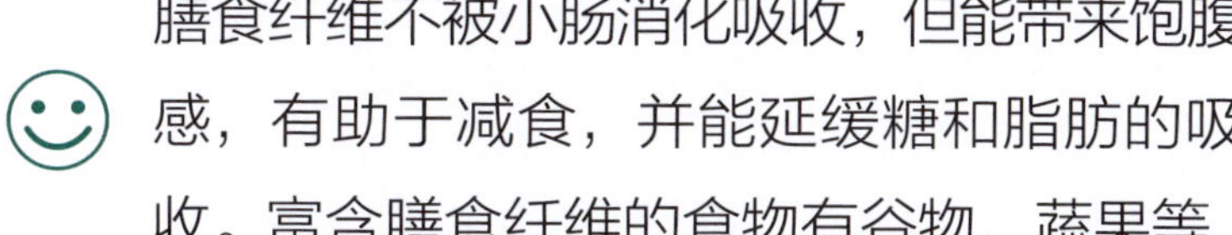	膳食纤维不被小肠消化吸收，但能带来饱腹感，有助于减食，并能延缓糖和脂肪的吸收。富含膳食纤维的食物有谷物、蔬果等
补充维生素C	☺	维生素 C 能够增强血管弹性、防止出血，每日宜摄入 100 毫克。2 个猕猴桃就能满足
补充微量元素碘	☺	微量元素碘可减少胆固醇在血管壁的沉积，防止动脉粥样硬化病变的形成。富含碘的食物有海带、紫菜等海产品
少食多餐	☺	在控制热量的同时，少食多餐有助于降低血液中的胆固醇含量，而糖尿病患者少食多餐还有利于调控血糖
摄入优质蛋白质	☺	摄入优质蛋白质可补充糖尿病患者因糖异生消耗的蛋白质，每日摄入的蛋白质应占总热量的 15% ~ 20%。蛋白质主要来自瘦肉、鱼、奶、蛋等

摄入过多食盐		每日食盐摄入量最高不应超过 5 克，烹饪时可用天然调味料来增加食物的味道，以减少食盐用量
摄入过多富含胆固醇的食物		摄入过多富含胆固醇的食物会加重糖尿病并发心脑血管疾病患者的病情。富含胆固醇的食物有动物内脏、肥肉、墨鱼、鱼子等
晚餐吃得太晚		晚餐吃得太晚会使食物中的热量转化成脂肪储存起来。晚餐最佳时间是在 18：00 ~ 19：00，这样饭后有时间进行适量运动
高脂饮食		每日食用油的摄入量不应超过 25 克。应以植物油为主，如玉米油、葵花子油、花生油、橄榄油等
吸烟饮酒		烟中的尼古丁会使血液黏度增高，应戒烟；而酒中的乙醇能诱发脂质代谢紊乱，应尽量戒酒

推荐食物

谷豆类

玉米、燕麦、小米、黑米、荞麦、黄豆、绿豆、黑豆

蔬果类

石榴、苹果、猕猴桃、牛油果（鳄梨）、洋葱、柿子椒、菠菜、空心菜、芹菜、大白菜、圆白菜、生菜

肉蛋奶类

猪瘦肉、牛瘦肉、去皮鸡肉、脱脂牛奶

水产及菌藻类

鲫鱼、带鱼、鳕鱼、木耳、银耳、香菇、草菇

其他类

橄榄油、茶子油、玉米油、核桃油、花生油

慎食食物

油炸食品、奶油面包、蛋糕、柿子、荔枝、桂圆、红枣、动物内脏、加工肉制品、蛋黄、动物油脂、墨鱼、糖类等

糖尿病并发痛风饮食

糖尿病并发痛风的饮食

保证碳水化合物摄入		在控制总热量的前提下保证碳水化合物的摄入，因为碳水化合物可促进尿酸排出
摄入优质蛋白质		每日每千克体重应摄取 0.8 ~ 1 克蛋白质，以牛奶、鸡蛋为主。如果是肉类，应煮沸后去浮油食用
补充水		每日喝水 1500 ~ 1700 毫升，以促进尿酸排出。以白开水、淡茶水、矿泉水、苏打水等为宜
控制嘌呤量		宜选用嘌呤含量少或基本不含嘌呤的食物，将每日膳食中嘌呤含量限制在 150 毫克以内

摄入过多脂肪		脂肪可减少尿酸排出，脂肪每日摄入量应控制在总热量的 20% ~ 30%
吃火锅		火锅原料多有牛羊肉、动物内脏、海鲜、蘑菇等富含嘌呤的食物
食用高嘌呤食物		食用高嘌呤食物如动物内脏、骨髓、水产品、发酵食品等，会加重病情
大量食用调料		辣椒、咖喱、胡椒、芥末、生姜等调料均能兴奋自主神经，易使痛风急性发作，应尽量避免大量食用
饮酒		酒尤其是啤酒本身含大量嘌呤，可使血尿酸浓度增高。因此，糖尿病合并痛风患者不宜饮酒，更不能空腹饮酒

推荐食物

谷豆类

大米、面粉、高粱、通心粉

蔬果类

柚子、橘子、猕猴桃、木瓜、樱桃、白菜、生菜、莴笋、紫甘蓝、番茄、茄子

肉蛋奶类

鸡蛋、脱脂牛奶

水产类

海蜇皮、海参

其他类

菜籽油、橄榄油、杏仁、核桃、榛子、矿泉水、苏打水、淡茶水

慎食食物

黄豆、香菇、扁豆、紫菜、动物内脏、肉脯、浓肉汁、肉馅、鱼类、贝类、虾类、啤酒、白酒、红酒等

糖尿病并发肾病饮食

糖尿病并发肾病的饮食

多摄入富含膳食纤维的食物		多摄入富含膳食纤维的食物，能促进排便，使人体保持代谢平衡。富含膳食纤维的食物有玉米、荞麦、薏米、西蓝花、大白菜、海带等
多摄入富含钙的食物		肾病患者磷的排泄会减少，导致血磷升高，影响钙的吸收。可多吃奶类等含钙量较高的食物，适当补充钙剂
多摄入低热量、大体积的蔬菜		多摄入黄瓜、番茄、大白菜、油菜、圆白菜、冬瓜、豆芽、莴笋等含糖量少的蔬菜来充饥
多摄入富含维生素 B_1 的食物		多摄入富含维生素 B_1 的食物，能预防因高血糖导致的代谢紊乱。富含维生素 B_1 的食物有谷薯类、干果、硬壳果类等

脂肪摄入过多		每日摄入脂肪总量应在总热量的 25% 以内，植物油每日摄入量应控制在 25 克以下
吃得过咸		食盐摄入量一般每日以 2 ～ 4 克为宜
饮水过量		当水肿明显时，除进食以外，水的摄入量每日最好限制在 500 ～ 800 毫升
高嘌呤饮食		各种肉汤、猪头肉、沙丁鱼及动物内脏等都属于高嘌呤食物，瘦肉也含有嘌呤，可先将肉煮一下，弃汤食用
大量食用刺激性调料		不可大量食用芥末、辣椒等刺激性调料，以免对肾脏有刺激作用

推荐食物

谷豆类

玉米、薏米、小米、荞麦

蔬果类

柚子、橘子、樱桃、南瓜、冬瓜、西葫芦、白萝卜、柿子椒、荠菜

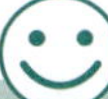

肉蛋奶类

猪瘦肉、牛瘦肉、脱脂牛奶

水产及菌藻类

鲫鱼、草鱼、黑鱼、香菇、草菇

其他类

玉米油、橄榄油、核桃

慎食食物

油炸面食、奶油面包、蛋糕、红枣、香蕉、菱角、芋头、动物内脏、咸鸭蛋、松花蛋、腊肉、干辣椒等

糖尿病并发血脂异常饮食

糖尿病并发血脂异常的饮食

增加膳食纤维的摄入		膳食纤维可促进胆固醇从体内较快排出，对辅治动脉粥样硬化有较好的作用，每日应摄入 25 ~ 35 克。膳食纤维主要存在于谷物类、蔬果类等食物中
选用少油的烹调方式		宜选用蒸、煮、拌、炖、焯、涮等烹调方式，不但可保留食物鲜美可口的味道，还可减少烹调用油
多喝白开水		一般每日饮用 1500 ~ 1700 毫升水
多摄入具有调脂作用的食物		多摄入洋葱、大蒜、香菇、木耳、海带、紫菜、魔芋等具有调脂作用的食物

食盐摄入过多		每日食盐摄入量最高不应超过 6 克，尽量不吃腌制食物和咸点心
摄入胆固醇含量高的食物		每日胆固醇摄入量应在 200 毫克以内。富含胆固醇的食物如动物内脏、蛋黄、肥肉、墨鱼等，应尽量避免食用
碳水化合物摄入过多		碳水化合物摄入过多会转化为甘油三酯进入血液，导致高甘油三酯血症的发生，碳水化合物每日的摄入量不应超过总热量的 55%
高脂饮食		每日膳食中脂肪总量不应超过 50 克，每日烹调用植物油为 15 ～ 20 克
饮酒	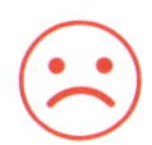	饮酒过多会引起血脂异常、肝硬化等疾病

推荐食物

谷豆类

玉米、荞麦、燕麦、莜麦、黄豆、红豆、黑豆、绿豆

蔬果类

苹果、猕猴桃、木瓜、黄瓜、莴笋、圆白菜、扁豆、大白菜

肉蛋奶类

去皮鸡肉、鸽肉、猪瘦肉、牛瘦肉、脱脂牛奶

水产及菌藻类

金枪鱼、沙丁鱼、木耳、银耳、金针菇、香菇、草菇、海带、紫菜

其他类

枸杞子、醋、葛根粉

慎食食物

油炸食品、奶油面包、蛋糕、黑枣、芋头、柿子、红枣、桂圆、甘蔗、动物内脏、肥肉、蛋黄、全脂乳品、腊肉、螃蟹、墨鱼、鱼子、动物油、黄油、浓茶

PART 5

紧扣饮食细节 逆转血糖上升

烹调细节

蒸是以蒸汽为传导加热的烹调方法。它不仅用于蒸菜肴（如蒸茄子、清蒸鱼），还可用于原料的初步加工和菜肴的保温回笼等。

蒸的特点

原汁原味，嫩香可口

炒是一种用少油大火翻炒原料成菜的烹调方法。它适用于各类烹调原料，原料要求加工成片、块、丁、丝、条状，以利于原料快速烹熟。注意炒制时油量要少，如炒制肉类等不易熟的原料，可先用开水焯一下，减少油脂摄入量。

炒的特点

软嫩适宜，咸香适口

煮是将食物加工后，放置在锅中，加入调料，注入适量清水或汤汁，用大火煮沸后，再用小火煮至熟的烹调方法，如煮牛肉、煮鸡等。

煮的特点

有汤有菜，口味清鲜，不勾芡，汤汁多

涮是将易熟的原料切成薄片，放入沸水中，经极短时间加热，捞出，蘸调味料食用的方法，在卤汤锅中涮的可直接食用。

涮的特点

原料的鲜香味不易流失，成品滋味浓厚

拌是将调料直接与食材混合成菜的烹调方法。拌有生拌和熟拌之分，可将食材切成较小的块、丝、条、片等形状，与酱油、醋、香油、芝麻酱等调料搅拌成菜。做凉拌菜时要注意消毒和卫生，防止因饮食不洁导致疾病的发生。

拌的特点

营养丰富，口感鲜嫩，清凉爽口

烧是将前期经过处理的食材经水煮，加入适量汤汁和调料，先用大火烧开，再转中小火慢慢加热至熟的烹调方法。

烧的特点

味道醇厚，鲜香味美

焖是将加工处理后的食材放入锅中，加适量汤水和调料盖紧锅盖烧开，再转中火进行较长时间的加热，待原料酥软入味后，留少量汤汁成菜的一种烹调方法，如黄焖牛肉、黄焖鸡等。

焖的特点

菜肴酥烂，汁浓味厚

炖是将食材放入锅中加水，大火烧开后改用小火，加热至原料酥而汤汁醇厚的一种烹调方法，如清炖牛肉、清炖母鸡等。

炖的特点

味道醇厚，鲜香可口

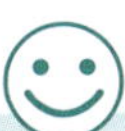

汆是一种热菜烹调工艺（一次成菜），是指将鲜嫩的食材投入沸汤锅中制熟成菜的一种烹调方法。主料多切成薄片，菜肴脆嫩。一般以咸鲜、清淡、爽口为宜，多以汤为传热介质，成菜速度快，是制作汤菜或半汤菜的方法之一。

汆的特点

汤宽清鲜，口味鲜嫩

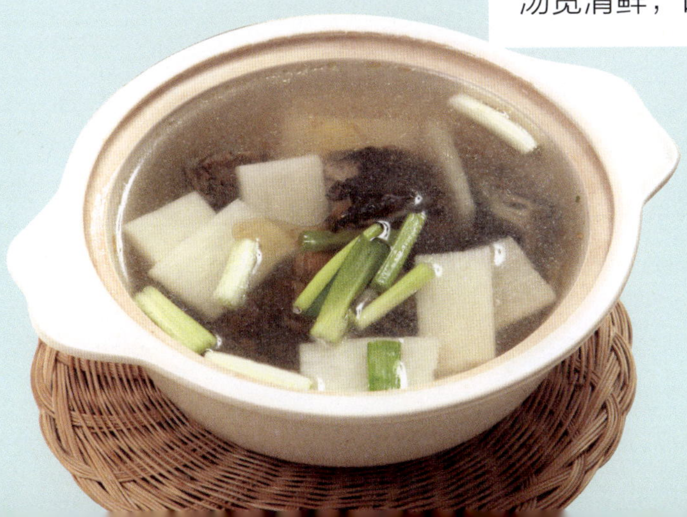

焯是菜品的初步熟处理工艺（成菜前的准备工作），是将原料投入冷水或沸水中去除异味及断生的一种烹调方法。焯的方法一般有两种：一种是沸水锅焯水，适用于植物性原料和质地细嫩的动物性原料；另一种是冷水锅焯水，适用于质地老韧腥膻味较重的动物性原料。

焯的特点

色泽鲜艳，味美鲜嫩

炸是一种用滚沸的食用油给食物加热的烹调方法。食用油炸食品会摄入过多脂肪，不利于控制血糖，还会增大糖尿病并发血脂异常的风险，且食用油经过高温加热后会变质，反复使用会含有大量致癌物质，不利于身体健康。

炸的特点

外酥里嫩，满口鲜香

煎是指锅中放少量的食用油加热，再把食物放进去，使其熟透的一种烹调方法。经过油煎的食物，脂肪含量较高，易使血糖出现波动，且不利于血脂的控制，因此糖尿病患者不宜采用煎的烹调方法。

煎的特点

有脆有绵，香气扑鼻

炭烤是一种用木炭将食物加热的烹调方法。炭烤一般以肉食为主，使用的酱料也较多，属于高热量、高脂、高盐食物，经常食用会增大糖尿病患者并发高血压、血脂异常的风险。

炭烤的特点

油滋溢香，鲜美爽嫩

食物加工细节

粗细粮混合加工。粗粮食物血糖生成指数较低，和细粮混合吃，可以降低整体食物的血糖生成指数。如可在做米饭时放些燕麦或荞麦。

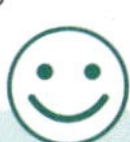

蔬菜能不切就不切，豆类能整粒吃就不要磨，一般薯类、蔬菜等不要切得太小或制成泥状。

食物（除肉类）宜带皮吃，因为皮不易消化，能延长食物进入小肠的时间，对血糖影响较小。平时吃黄瓜、茄子、苹果、梨等时，尽量不削皮，但要注意清洗干净。

烹调时加点醋或柠檬汁，因为酸能延缓食物的胃排空率，延长其进入小肠的时间，降低食物血糖生成指数。

尽量减少烹调，能生吃不熟吃。生吃不仅可以减少脂肪和盐的摄入量，还能延长食物在胃中停留的时间。

加工时间过长。温度越高，糊化程度越高，食物血糖生成指数也越高。如煮粥时间越长，食物血糖生成指数越高，对血糖影响越大。

粗粮细做。因为食物的颗粒大小会对食物血糖生成指数产生影响，食物颗粒越小，越容易被水解吸收，其血糖生成指数也越高，所以食物不宜做得太精细。

饮食习惯细节

先吃富含膳食纤维的蔬菜，增加饱腹感，就能不自觉地减少后面主食和肉类的摄入。

吃带骨头的肉和带刺的鱼，可以减慢进餐速度，增加饱腹感，且吃进的肉量又不大。

主食选择应少稀多干，能够延长食物在胃里的消化时间，有效抑制糖尿病患者餐后血糖升高。日常可以选择薏仁糙米饭、大米小米饭、黑米面窝头等当主食。

糖尿病患者应少摄入高油、高脂的食物，所以肉类等食物应放在主食后食用。糖尿病患者吃了一定数量的主食后，摄入的肉量自然就会减少。

餐前喝汤。能起到润滑肠道、增强饱腹感的作用。

少食多餐。既保证了热量和营养的供给，又可避免餐后血糖快速升高。

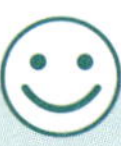

吃得太快。糖尿病患者摄入的食物是经计算而得来的，其有效营养成分应被充分地消化吸收和利用，因此细嚼慢咽更有助于控制病情。

一点一点盛饭。会在不知不觉间摄入过多的热量。

吃过多富含淀粉的食物。如果吃，要减少主食的摄入量，富含淀粉的食物有土豆、红薯、芋头等。

一日三餐细节

三餐热量合理分配。三餐的热量比例可为早餐 1/5、午餐 2/5、晚餐 2/5。轻体力劳动者每日主食量为 250 ～ 300 克，中等体力劳动者为 300~400 克，重体力劳动者为 400 ～ 500 克。主食量也可按早餐 1/5、午餐 2/5、晚餐 2/5 的比例分配。

早餐选择体积略小的食物，热量稍高；午餐选择体积略大、热量高的，饱腹感明显；晚餐选择体积大、热量低的，饱腹感明显，又不担心热量超标。可适当增加蔬菜量，粗杂粮和细粮比例在 1/3 ～ 1/2。

烹调方法要选择清淡、低盐、低脂的方法，尤其是晚餐更要饮食清淡。各餐分配量要随季节和活动量调整。千万不能随意缩短或延长进餐时间的间隔，更不能将两餐的食物集中在一餐吃。

三餐之外，要适量加餐，加餐应在两餐之间及睡前。加餐的食物量应从午餐和晚餐中扣除。保持每日总热量不变。

不吃早餐。糖尿病患者不吃早餐，容易发生低血糖，会影响全天胰岛素调节，使血糖难以控制。

午餐凑合吃。一般家庭多将晚餐作为正餐，而午餐就简单吃点，或是在外面吃，这样不仅不利于膳食平衡，还易造成血糖波动。

晚餐吃得过饱。这样会刺激胰岛素大量分泌，造成胰岛 β 细胞负担加重，不利于控制血糖。

主食少吃，副食不限。副食中的蛋白质和脂肪进入体内后，相当一部分可以通过糖异生转变为葡萄糖，因此副食吃得太多同样会升高血糖，还会导致肥胖、血脂异常。

PART 6

私人订制
一周带量食谱

1200~1500千卡全天食谱

星期一　1200~1300 千卡

早餐

- **麻酱花卷**

  面粉 50 克，麻酱 5 克
- **番茄炒鸡蛋**

  番茄 100 克，鸡蛋 1 个，植物油 2 克

午餐

- **高粱米饭**

  大米 50 克，高粱米 25 克
- **清蒸鲫鱼**

  鲫鱼 100 克，植物油 2 克
- **蒜香茼蒿菜**

  茼蒿 250 克，植物油 2 克，蒜末 5 克

晚餐

- **小窝头**

  面粉 50 克，玉米面 25 克
- **芹菜鸡片**

  芹菜、鸡胸肉各 50 克，植物油 2 克
- **炝扁豆丝**

  扁豆 150 克，植物油 2 克

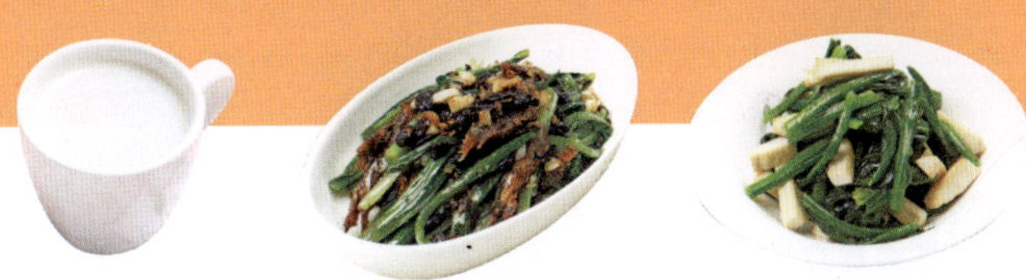

星期二　1200~1300 千卡

早餐

- **馒头**

  面粉 75 克

- **煮鸡蛋** 1 个

- **炝甘蓝**

  甘蓝 200 克，水发虾干、豆腐干各 10 克，植物油 2 克

午餐

- **米饭**

  大米 50 克

- **草鱼炖豆腐**

  草鱼 150 克，豆腐 100 克，冬笋、雪里蕻共 10 克，植物油 2 克

- **香菇油菜**

  鲜香菇 50 克，油菜 150 克，植物油 2 克

晚餐

- **美味面片**

  面片 100 克，虾 30 克，香菇酱 5 克，植物油 2 克

- **拌菠菜**

  嫩菠菜 200 克，水发海米 20 克，香油 2 克

星期三　1200~1300 千卡

早餐

- **豆浆 200 克**
- **肉丁馒头**

  面粉 50 克，猪瘦肉、胡萝卜各 25 克，洋葱 10 克，甜面酱 3 克，香油 1 克
- **拌杂菜**

  圆白菜 100 克，茼蒿、胡萝卜各 25 克，香油 2 克

午餐

- **发糕**

  面粉 50 克，玉米面 25 克
- **白菜鸡片**

  大白菜、鸡胸肉各 50 克，植物油 2 克
- **炝扁豆丝**

  扁豆 150 克，植物油 2 克

晚餐

- **米饭**

  大米 75 克
- **豆豉鲮鱼**

  鲮鱼块 100 克，淡豆豉 5 克，植物油 2 克
- **蒜香空心菜**

  空心菜 250 克，植物油 2 克，蒜末 5 克

星期四　1400~1500 千卡

早餐

- **牛奶 150 克**
- **猪肉白菜包**

  面粉 50 克，猪肉 25 克，大白菜 100 克，植物油 1 克
- **凉拌茄子**

  茄子 100 克，香油 1 克

上午加餐　桃 200 克（带皮）

午餐

- **红豆饭**

  大米 80 克，红豆 20 克
- **焖平鱼**

  平鱼 100 克，植物油 2 克
- **茄汁菜花**

  番茄 50 克，菜花 250 克，植物油 2 克

晚餐

- **馒头**

  面粉 75 克
- **肉末白菜炖豆腐**

  猪瘦肉 25 克，大白菜 50 克，豆腐 100 克，植物油 1 克
- **豆豉炒柿子椒**

  柿子椒、红彩椒各 80 克，植物油 5 克，豆豉 8 克

星期五　1400~1500 千卡

早餐

- **豆浆 220 克**
- **花卷**

  面粉 75 克
- **炒杂菜**

  胡萝卜 50 克，水发木耳 10 克，洋葱 40 克，植物油 2 克

午餐

- **米饭**

  大米 75 克
- **清蒸鲤鱼**

  鲤鱼 100 克，香油 2 克
- **炒西蓝花**

  西蓝花 150 克，植物油 2 克
- **煮鸡蛋 1 个**

晚餐

- **过水面**

  挂面 75 克
- **醋烹豆芽**

  绿豆芽 200 克，植物油 2 克，醋 5 克
- **豆腐干炒鸡丁**

  鸡肉 50 克，豆腐干 25 克，花生米 20 克，植物油 2 克

睡前加餐　苹果 150 克（带皮）

星期六　1400~1500 千卡

早餐

- **馒头**

  面粉 75 克

- **牛奶 250 克**
- **卤鸡蛋 1 个**
- **生番茄 50 克**

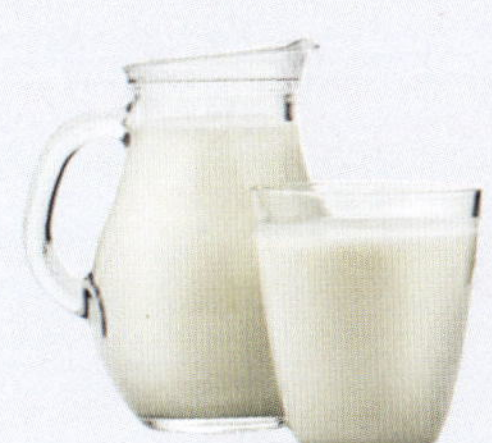

午餐

- **米饭**

  大米 75 克

- **清蒸排骨**

  排骨 150 克，植物油 5 克

- **醋熘土豆丝**

  土豆丝 150 克，植物油 2 克，醋 5 克

下午加餐

苹果 150 克（带皮）

晚餐

- **葱香花卷**

  面粉 75 克，葱 10 克

- **木耳炒肉**

  水发木耳 20 克，猪瘦肉 40 克，植物油 2 克

- **豆腐皮炒黄瓜**

  黄瓜 200 克，豆腐皮 10 克，植物油 2 克

星期日　1400~1500 千卡

早餐

- **馒头**

  面粉 75 克
- **清炒蒜薹**

  蒜薹 250 克，植物油 3 克
- **牛奶 250 克**

午餐

- **米饭**

  大米 75 克
- **青椒肉丝**

  柿子椒 100 克，胡萝卜 20 克，猪瘦肉 30 克，植物油 3 克
- **油菜豆腐汤**

  油菜、豆腐各 50 克，海米 5 克，植物油 3 克

晚餐

- **玉米面发糕**

  玉米面 75 克
- **香菇烧肉**

  鲜香菇 200 克，猪瘦肉、黄瓜各 50 克，植物油 3 克
- **凉拌魔芋**

  魔芋 100 克，彩椒 25 克，胡萝卜 20 克，植物油 3 克

1600~1900千卡全天食谱

星期一　　1600~1700千卡

早餐

- **黑米面发糕**
  黑米面 25 克，面粉 50 克
- **牛奶 250 克**
- **鹌鹑蛋 3 个**
- **鲜蘑炒莴笋**
  鲜蘑 50 克，莴笋 200 克，植物油 4 克

上午加餐　苹果 200 克（带皮）

午餐

- **红豆饭**
  红豆 25 克，大米 75 克
- **炝西蓝花**
  西蓝花 250 克，植物油 4 克
- **胡萝卜炒鸡肉块**
  鸡腿肉 100 克，胡萝卜 50 克，植物油 4 克

晚餐

- **花生馒头**
  面粉 50 克，熟花生碎 25 克
- **腐竹拌黄瓜**
  干腐竹 10 克，黄瓜 200 克，香油 3 克
- **洋葱炒木耳**
  洋葱 100 克，干木耳 10 克，猪瘦肉 25 克，植物油 3 克

星期二　1600~1700 千卡

早餐

- **豆浆 200 克**
- **煮鸡蛋 1 个**
- **花卷**

  面粉 75 克
- **双耳炝苦瓜**

  水发木耳 30 克，干银耳 10 克，苦瓜 150 克，植物油 5 克

午餐

- **米饭**

  大米 100 克
- **蒜香扁豆**

  扁豆 150 克，植物油 3 克，蒜末 5 克
- **排骨炖藕片**

  排骨 100 克，藕 45 克，植物油 3 克

晚餐

- **凉拌宽心面**

  宽心挂面 100 克，香油 2 克
- **椒油笋丁**

  莴笋 150 克，植物油 3 克
- **椒香肉末茄子**

  尖椒、猪瘦肉各 50 克，茄子 100 克，植物油 3 克

星期三 1600~1700 千卡

早餐

- **西葫芦虾皮汤**

  西葫芦 50 克，虾皮 2 克

- **煮鸡蛋 1 个**

- **杂面馒头**

  面粉 40 克，豆面 10 克

- **拌三丝**

  莴笋、水发海带各 50 克，胡萝卜 25 克，香油 2 克

午餐

- **米饭**

  大米 100 克

- **鲜蘑炒白菜**

  鲜蘑、大白菜各 100 克，植物油 4 克

- **牛肉炖萝卜**

  牛肉 50 克，胡萝卜 100 克

晚餐

- **馒头**

  面粉 75 克

- **青椒炒鸡丁**

  柿子椒 100 克，鸡肉 50 克，植物油 4 克

- **豆腐烩番茄**

  番茄 200 克，豆腐 50 克，植物油 4 克

星期四　1800~1900 千卡

早餐

- **鸡蛋菠菜面**

  挂面 75 克，鸡蛋 1 个，菠菜 100 克，香油 4 克

午餐

- **米饭**

  大米 100 克

- **炒空心菜**

  空心菜 200 克，植物油 4 克

- **葱烧鲫鱼**

  鲫鱼 100 克，香葱 25 克，植物油 4 克

- **冬瓜肉丝汤**

  冬瓜 100 克，猪瘦肉 20 克，植物油 4 克

晚餐

- **花卷**

  面粉 75 克

- **炝芹菜花生**

  芹菜 200 克，花生米 10 克，香油 4 克

- **炖豆腐**

  内酯豆腐 100 克，干木耳 10 克，植物油 4 克

睡前加餐　桃子 150 克（带皮）

星期五　1800~1900 千卡

早餐

- **牛奶 250 克**
- **馒头片 150 克**
- **拌冬瓜**

  冬瓜 100 克，香油 4 克

午餐

- **汤面**

  面条 140 克，油菜 150 克，鸡蛋 1 个，猪瘦肉 25 克，鲜口蘑 20 克，植物油 4 克
- **豆腐烧番茄**

  番茄 150 克，鸭血、豆腐各 50 克，植物油 4 克

晚餐

- **米饭**

  大米 100 克
- **炖大白菜**

  大白菜 150 克，胡萝卜 50 克，植物油 4 克
- **拌海带**

  水发海带 150 克，花生米 25 克，香油 4 克

睡前加餐　苏打饼干 25 克

星期六　1800~1900 千卡

早餐

- **豆浆 200 克**
- **茴香蒸饺**

  面粉 75 克，鸡蛋 1 个，茴香 200 克，香油 4 克
- **大拌菜**

  紫甘蓝、黄彩椒各 25 克，黄瓜、番茄各 50 克，香油 4 克

午餐

- **红豆饭**

  大米 75 克，红豆 25 克
- **肉丝拌莴笋**

  猪瘦肉 50 克，莴笋 150 克，香油 4 克
- **韭菜炒绿豆芽**

  韭菜、绿豆芽各 100 克，植物油 4 克

晚餐

- **花卷**

  面粉 100 克
- **荷兰豆拌鸡丝**

  鸡胸肉 50 克，荷兰豆 100 克，香油 2 克
- **蒜蓉空心菜**

  空心菜 300 克，蒜末 10 克，香油 2 克

星期日 1800~1900 千卡

早餐

- **无糖酸奶 125 克**
- **咸面包 100 克**
- **煮鸡蛋 1 个**
- **素杂拌**

  菜花、黄瓜、番茄各 50 克，香油 3 克

午餐

- **馒头**

  面粉 100 克
- **牛肉蔬菜汤**

  牛瘦肉、番茄各 50 克，圆白菜 100 克，植物油 4 克
- **凉拌茄子**

  茄子 200 克，香油 2 克

晚餐

- **二米饭**

  大米 75 克，小米 25 克
- **拌豇豆**

  豇豆 150 克，花生米 15 克，香油 3 克
- **豆腐烧油菜**

  油菜 150 克，豆腐 100 克，植物油 4 克

2000~2100千卡全天食谱

星期一　2000~2100 千卡

早餐

- **咸味花卷**

  面粉 100 克，植物油 1 克

- **菠菜炒鸡蛋**

  菠菜 200 克，鸡蛋 1 个，植物油 4 克

上午加餐　橘子 200 克（带皮）

午餐

- **燕麦大米饭**

  燕麦 20 克，大米 80 克

- **香菇油菜**

  鲜香菇 100 克，油菜 200 克，植物油 4 克

- **肉片烧苦瓜**

  猪瘦肉 80 克，苦瓜 200 克，植物油 5 克

晚餐

- **玉米面发糕**

  玉米面 60 克，面粉 50 克

- **莴笋拌绿豆芽**

  莴笋 50 克，绿豆芽 150 克，香油 4 克

- **什锦牛肉汤**

  牛肉 25 克，土豆 100 克，洋葱 65 克，番茄 50 克

星期二　2000~2100 千卡

早餐

- **窝头**

  玉米面 75 克，黄豆粉 25 克

- **酸辣豆腐汤**

  南豆腐 100 克，香菜 25 克，植物油 4 克

- **凉拌白菜心**

  大白菜 100 克，香油 1 克

午餐

- **杂豆饭**

  大米 100 克，红豆、干豌豆各 25 克

- **土豆条烧带鱼**

  土豆 50 克，带鱼中段 100 克，植物油 5 克

- **韭菜薹炒肉丝**

  猪瘦肉 25 克，韭菜薹 200 克，植物油 4 克

晚餐

- **馒头**

  面粉 100 克

- **牛肉炒胡萝卜**

  牛瘦肉 50 克，胡萝卜 100 克，香油 4 克

- **清炒南瓜**

  南瓜 250 克，植物油 4 克

睡前加餐　牛奶 250 克

星期三　2000~2100 千卡

早餐

- **韭菜盒子**

  面粉 100 克，鸡蛋 1 个，韭菜 150 克，植物油 4 克

- **豆浆 400 克**

上午加餐　猕猴桃 200 克（带皮）

午餐

- **米饭**

  大米 125 克

- **虾仁苦瓜**

  鲜虾仁 50 克，苦瓜 200 克，植物油 3 克

- **香菇肉丝**

  鲜香菇 100 克，猪瘦肉 50 克，植物油 4 克

晚餐

- **黑米面馒头**

  黑米面 25 克，面粉 100 克

- **洋葱拌腐竹**

  洋葱 150 克，腐竹 20 克，香油 3 克

- **青椒肉丸**

  柿子椒 150 克，牛瘦肉 25 克，植物油 4 克

星期四　2000~2100 千卡

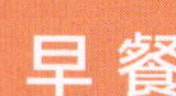

早餐

- **馒头**
  面粉 50 克
- **疙瘩汤**
  面粉 50 克，猪瘦肉 25 克，鸡蛋 1 个，紫菜 3 克，香油 2 克
- **拌空心菜**
  空心菜 200 克，香油 2 克

上午加餐　猕猴桃 200 克（带皮）

午餐

- **葱花饼**
  面粉 100 克，葱 10 克
- **韭菜炒豆腐皮**
  韭菜 100 克，豆腐皮 30 克，植物油 3 克
- **清炖鸭肉**
  鸭肉 100 克，植物油 3 克
- **炝双丝**
  土豆 100 克，胡萝卜 25 克，香油 2 克

晚餐

- **花卷**
  面粉 125 克
- **蒜薹炒肉**
  猪瘦肉 25 克，蒜薹 150 克，植物油 3 克
- **胡萝卜海带汤**
  胡萝卜 100 克，水发海带 50 克，植物油 2 克

星期五　2000~2100 千卡

早餐

- **烤饼**

  面粉 100 克
- **豆浆 400 克**
- **芹菜拌花生**

  芹菜 150 克，花生米 15 克，香油 3 克

上午加餐　草莓 200 克

午餐

- **米饭**

  大米 125 克
- **南瓜烧虾皮**

  南瓜 210 克，虾皮 3 克，植物油 4 克
- **豆豉鲮鱼**

  豆豉 5 克，鲮鱼 150 克，植物油 4 克

晚餐

- **馒头**

  面粉 125 克
- **小白菜豆腐汤**

  小白菜 150 克，豆腐 50 克，猪瘦肉 25 克，植物油 3 克
- **蒜薹炒香肠**

  蒜薹 150 克，香肠 20 克，植物油 3 克

星期六　2000~2100 千卡

早餐

- **茴香肉包**
  面粉 100 克，茴香 150 克，猪瘦肉 50 克，植物油 4 克
- **豆浆 400 克**

午餐

- **二米饭**
  小米 25 克，大米 100 克
- **黄瓜拌金针菇**
  黄瓜 100 克，金针菇 25 克，香油 3 克
- **圆白菜排骨汤**
  圆白菜 150 克，排骨 150 克，植物油 4 克

下午加餐　桃 80 克（带皮）

晚餐

- **馒头**
  面粉 125 克
- **蒜薹炒肉**
  蒜薹 150 克，猪瘦肉 25 克，植物油 4 克
- **番茄鸡蛋汤**
  番茄 150 克，鸡蛋 1 个，香油 4 克

睡前加餐　苹果 100 克（带皮）

星期日　2000~2100 千卡

早餐

- **无糖面包 140 克（熟重）**
- **牛奶 250 克**
- **茶叶蛋 1 个**
- **黄瓜 150 克**

上午加餐　苹果 100 克（带皮）

午餐

- **二米饭**

  小米 25 克，大米 100 克
- **肉末豇豆**

  猪瘦肉 50 克，豇豆 150 克，植物油 3 克
- **肉烧木耳胡萝卜**

  猪瘦肉 50 克，干木耳 10 克，胡萝卜 120 克，植物油 3 克

晚餐

- **烙饼**

  面粉 125 克
- **鲜蘑瓜片**

  鲜蘑 150 克，苦瓜 50 克，猪瘦肉 25 克，植物油 3 克
- **虾仁炒豌豆苗**

  虾仁 50 克，豌豆苗 150 克，植物油 3 克

附录
食物血糖生成指数表

糖类

食物名称	食物血糖生成指数	食物名称	食物血糖生成指数
麦芽糖	105	蜂蜜	73
葡萄糖	100	蔗糖	65
绵白糖	84	乳糖	46
胶质软糖	80	果糖	23

薯类、淀粉及其制品

食物名称	食物血糖生成指数	食物名称	食物血糖生成指数
土豆（烧烤，无油脂）	85	山药	51
土豆（用微波炉烤）	82	芋头（蒸）	48
红薯（煮）	77	红薯粉	35
土豆（煮）	66	藕粉	33
土豆（蒸）	65	粉丝汤（豌豆）	32
土豆	62	土豆粉条	14
土豆（烤）	60		

豆类及其制品

食物名称	食物血糖生成指数	食物名称	食物血糖生成指数
四季豆（罐头）	52	豆腐（炖）	32
扁豆（绿，小，罐头）	52	扁豆（绿，小）	30
青刀豆（罐头）	45	绿豆	27
小扁豆汤（罐头）	44	四季豆	27
鹰嘴豆（罐头）	42	扁豆（红，小）	26
黑眼豆	42	豆腐干	24
咖喱鹰嘴豆（罐头）	41	豆腐（冻）	22
青刀豆	39	黄豆（浸泡，煮）	18
扁豆	38	蚕豆（五香）	17
四季豆（高压处理）	34	黄豆（罐头）	14
鹰嘴豆	33		

谷类及其制品

食物名称	食物血糖生成指数	食物名称	食物血糖生成指数
馒头（富强粉）	88	荞麦面馒头	67
黏米饭（含直链淀粉低，煮）	88	大麦粉	66
糯米饭	87	大米糯米粥	65
大米饭（籼米，精米）	82	粗麦粉（蒸）	65
米饼	82	小米粥	60
烙饼	80	荞麦面条	59
玉米片	79	黑米饭	55
油条	75	玉米（甜，煮）	55
玉米片（高纤维）	74	面条（硬质小麦粉，细）	55
小米（煮）	71	燕麦麸	55
大米粥	69	荞麦（黄）	54
玉米面（粗粉，煮）	68	玉米糁粥	51

续表

食物名称	食物血糖生成指数	食物名称	食物血糖生成指数
玉米面粥	50	面条（白，细，煮）	41
黏米饭（含直链淀粉高，煮）	50	面条（全麦粉，细）	37
面条（硬质小麦粉，加鸡蛋，粗）	49	线面条（实心，细）	35
面条（小麦粉，硬，扁，粗）	46	黑麦（整粒，煮）	34
通心面（管状，粗）	45	面条（强化蛋白质，细，煮）	27
黑米粥	42	大麦（整粒，煮）	25
小麦（整粒，煮）	41	稻麸	19

蔬菜类

食物名称	食物血糖生成指数	食物名称	食物血糖生成指数
南瓜	75	茄子	15
胡萝卜	71	生菜	15
甜菜	64	柿子椒	15

续表

食物名称	食物血糖生成指数	食物名称	食物血糖生成指数
菜花	15	番茄	15
西蓝花	15	菠菜	15
芹菜	15	莴笋	15
黄瓜	15		

水果类及其制品

食物名称	食物血糖生成指数	食物名称	食物血糖生成指数
西瓜	72	桃（罐头，含糖浓度低）	52
菠萝	66	猕猴桃	52
杏（罐头，含淡味果汁）	64	香蕉	52
葡萄干	64	葡萄	43
桃（罐头，含糖浓度高）	58	柑	43
葡萄（淡黄色，小，无核）	56	苹果	36
芒果	55	梨	36
芭蕉	53	杏干	31

续表

食物名称	食物血糖生成指数	食物名称	食物血糖生成指数
桃（罐头，含果汁）	30	柚子	25
香蕉（生）	30	李子	24
桃	28	樱桃	22

饮品类

食物名称	食物血糖生成指数	食物名称	食物血糖生成指数
芬达软饮料	68	柚子果汁（不加糖）	48
冰激凌	61	苹果汁	41
橘子汁	57	可乐饮料	40
冰激凌（低脂）	50	水蜜桃汁	33

乳类及乳制品

食物名称	食物血糖生成指数	食物名称	食物血糖生成指数
酸奶（加糖）	48	脱脂牛奶	32
老年奶粉	40	牛奶	28
酸乳酪（普通）	36	全脂牛奶	27
牛奶（加糖和巧克力）	34	低脂牛奶	12
酸乳酪（低脂）	33		

速食食品

食物名称	食物血糖生成指数	食物名称	食物血糖生成指数
棍子面包	90	营养饼	66
白面包	88	高纤维黑麦薄脆饼干	65
大米（即食，煮6分钟）	87	面包（黑麦粉）	65
膨化薄脆饼干	81	面包（80% 燕麦粒）	65
香草华夫饼干	77	油酥脆饼干	64
华夫饼干	76	面包（粗面粉）	64
苏打饼干	72	汉堡包	61
面包（小麦粉，去面筋）	70	比萨饼（含乳酪）	60
小麦饼干	70	酥皮糕点	59
小麦片	69	燕麦粗粉饼干	55
面包（全麦粉）	69	爆玉米花	55
面包（小麦粉，高纤维）	68	荞麦方便面	53
面包（80% ~ 100% 大麦粒）	66	面包（50% ~ 80% 碎小麦粒）	52

混合膳食及其他

食物名称	食物血糖生成指数	食物名称	食物血糖生成指数
牛肉面	89	馒头 + 芹菜炒鸡蛋	49
米饭 + 红烧猪肉	73	饼 + 鸡蛋炒木耳	48
玉米面 + 人造黄油（煮）	69	牛奶蛋糊（牛奶 + 淀粉 + 糖）	43
馒头 + 黄油	68	芹菜猪肉馅包子	39
米饭 + 蒜苗炒鸡蛋	68	硬质小麦粉肉馅馄饨	39
二合面窝头（玉米面 + 面粉）	65	番茄汤	38
黑五类粉	58	米饭 + 鱼	37
米饭 + 芹菜炒猪肉	57	三鲜饺子	28
馒头 + 酱牛肉	49	猪肉炖粉条	17